# AMOUR, PRÉSERVATION

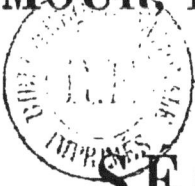

## ET

# SÉCURITÉ

# AMOUR, PRÉSERVATION

ET

# SECURITÉ

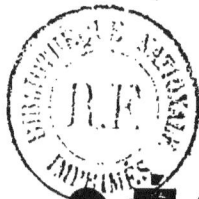
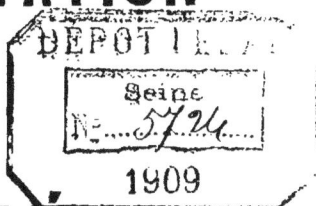

ᑭᗩᖇ

## Le Docteur Max ALEXANDER

**PARIS**

LIBRAIRIE ARTISTIQUE ET MÉDICALE

F. PIERRE

66, BOULEVARD MAGENTA, 66

—

(PARIS Xᵉ)

# PRÉFACE

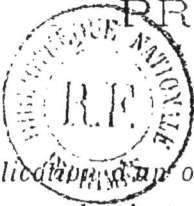

La publication d'un ouvrage sur la sécurité dans lls rapports sexuels n'est pas un fait nouveau ; il existe, en effet, plusieurs études sur ce sujet ; mais il est à remarquer que partout il est seulemlnl question de garanties pour l'homme, comme si la femme était seule cause de la diffusion des maladies contagieuses. Bien plus, d'après certains auteurs, l'homme doit, avant tout, se méfier de sa partenaire, toujours capable de l'infecter, et ils donnent les conseils en ce sens, c'est-à-dire des moyens de reconnaître les diverses maladies dont une femme peut être atteinte.

Rien n'est offert à la femme pour sa sécurité, elle semble être quantité négligeable ; elle doit être toujours suspectée, c'est pour cela qu'il est conseillé d'établir des comparaisons entre les organes sains et les organes malades et qu'une visite préalable s'impose, ce qui est absolument ridicule ; on ne voit pas trop, en effet, comment cet examen peut être pratiqué ; en général, à l'heure passionnelle, les sujets ne sont guère *aptes à vérifier les régions soupçonnées, d'autant plus que les moyens d'investigation font défaut.*

*Nous avons donc cherché à prémunir l'un et l'autre sexe des dangers d'une contamination en enseignant les moyens absolument pratiques d'investigation, en dehors de toute manière vexatoire ou intempestive ; nous faisons connaître à l'homme et à la femme ce qui doit les mettre en garde ; nous leur donnons des formules de préparations utiles, sinon indispensables, pour parfaire à une sécurité quelquefois incertaine au début, pour les mettre en garde contre eux-mêmes, car il est évident que si tout homme ou toute femme atteint d'affections contagieuses s'abstenait de rapports sexuels, les maladies vénériennes ne tarderaient pas à disparaître. Cependant s'il est vrai que beaucoup de jeunes gens emportés par une trop grande ardeur ne se préoccupent guère des conséquences d'un acte perpétré en pleine période contagieuse, il est aussi certain qu'un grand nombre de malades ignorent absolument la gravité de leur état. Pour la femme, le fait se présente encore plus fréquemment, souvent elle ignore la présence d'ulcérations dans ses parties profondes, comme aussi elle ne se croit plus dangereuse alors que, près d'être totalement guérie, son mal est aussi redoutable qu'au début. Nous indiquons aussi aux deux sexes certains cas qui, sans être à proprement parler es maladies vénériennes, n'en constituent pas moins une source de lésions morbides dangereuses, contre lesquelles nous donnons des conseils de traitement pratiques et de sécurité.*

*Enfin, nous avons pris à tâche d'éclairer les uns et les autres sur tout ce qui a rapport aux rapprochements sexuels, afin d'en réduire le plus possible les dangers, non seulement au point de vue de la contagion, mais encore de leurs désastreux effets dans bien des circonstances autres.*

*En faisant connaître les modes d'action des virus dans leur contagiosité, les causes, les cas ordinaires et même extraordinaires de contagion ; différencier les lésions afin d'assurer l'efficacité d'un traitement ; en parlant des préservatifs les plus faciles dans leur application et les plus certains, nous croyons avoir rempli une tâche de salubrité générale et de sécurité individuelle.*

*Dans la seconde partie de cet ouvrage, nous nous sommes occupés de décrire certaines affections d'origine sexuelle qui pourront, une fois connues sous leur véritable aspect, donner lieu à nombre de moyens de garantie pour l'avenir ou même de prévoyance pour les intéressés.*

# Amour, Préservation, Sécurité

I

## Aperçu anatomique des parties génitales de l'homme et de la femme

Les parties génitales ou organes de la généra-tion, ou organes sexuels, se trouvent dans la ca-vité du bassin ; elles sont entourées d'os et de parties molles et présentent, suivant le sexe, des différences profondes.

Les organes de la génération chez l'homme se composent surtout de glandes et de corps cylin-driqus, ils sont en majeure partie visibles à l'ex-térieur ; ceux de la femme présentent des cavités et se cachent dans le bassin. On pourrait leur donner le nom d'organes de la génération inter-nes, tandis que ceux de l'homme s'appelleraient externes.

Leurs fonctions sont la procréation d'êtres nouveaux et, dans ce but, ces organes compren-nent deux groupes ; les organes de copulation sont: le *pénis* avec l'*urèthre* chez l'homme ; la *vulve* et le *vagin* chez la femme ; les organes de la génération proprement dits sont: les *testicules*

avec leurs enveloppes et leurs *canaux déférents,*
la *prostate,* les *vésicules séminales* d'un côté, les
*ovaires,* les *trompes de Fallope* et la *matrice* de
l'autre·

Nous commencerons, par les testicules, la description des parties génitales de l'homme. Ce
sont deux corps glanduleux, logés dans les bou-
ses et destinés à sécréter le sperme. La forme des
testicules proprement dite est celle d'un ovoïde
comprimé de droite à gauche, leur direction est
un peu oblique. Les testicules sont enfermés immédiatement dans une coque fibreuse que leur
forme la *tunique albuginée,* laquelle est une
membrane d'un blanc opaque, forte et résistante ;
en dehors, elle est recouverte d'une membrane
mince, la *tunique vaginale,* en dedans par un
tissu cellulaire très serré. Des vaisseaux sanguins, des nerfs, des conduits séminifères en
grand nombre pénètrent à travers ces tuniques
dans le bord supérieur du testicule. Les conduits
séminifères sont des canaux très minces, blanchâtres, repliés, entrelacés, unis les uns aux autres de façon à former des lobes, qui se trouvent
dans chaque testicule, au nombre de 100 à 200.
De là, ils sortent sous le nom de *canaux afférents* et se rendent dans l'*épididyme,* qui est un
corps oblong vermiforme, couché le long du
bord supérieur du testicule ; sa partie supérieure
est renflée, c'est la *tête ;* sa partie inférieure, la
*queue,* est plus resserrée. Il est rouge brun, sa

surface est bosselée, divisée en lobes par des rides transversales. L'épididyme peut être considérée comme un canal destiné à recevoir les canaux afférents. De la queue de l'épididyme, naît le canal *déférent* ou canal excréteur du sperme; c'est un cordon rond, dur au toucher à son origine, se remonte en serpentant derrière le testicule et en dedans de l'épididyme, puis il s'écarte pour s'engager dans le canal spermatique et se termine dans les vésicules séminales et les conduits éjaculateurs.

Le *cordon spermatique* ou *testiculaire*, de forme ronde, est la réunion des vaisseaux sanguins, des nerfs et du canal déférent; il est entouré d'une membrane fibreuse ou tunique commune au cordon et au testicule qui, à sa surface extérieure, est recouverte par les fibres musculaires qui composent le muscle *crémaster,* lequel fait remonter les testicules.

Le testicule et le cordon spermatique sont contenus dans un sac large, pendant entre les cuisses, les *bourses* ou le *scrotum;* il est ordinairement un peu plus long d'un côté que de l'autre. Le scrotum est un prolongement de la peau des parties environnantes; cette membrane est remarquable par sa couleur brune, par de nombreuses rugosités qui la sillonnent, par la grande quantité de follicules sébacés qu'elle contient et par les poils longs et peu abondants qui s'y développent. Une ligne médiane, étroite et saillante, le *raphé*, partage le scrotum en deux moitiés.

Les *vésicules séminales* sont placées entre la vessie et le rectum, derrière la prostate. Chacune d'elles se composent d'un canal entortillé, dont l'extrémité antérieure se continue avec le canal déférent dans le *conduit éjaculateur*. Ces deux derniers conduits s'avancent dans l'épaisseur de la prostate et s'ouvrent dans l'urèthre, ordinairement par deux petits orifices oblongs, rarement par un orifice commun, situés sur le sommet d'une petite élévation: la *crête uréthrale*.

La *prostate* est située au devant du col de la vessie, elle embrasse l'origine de l'urèthre; elle a une surface lisse, se compose d'un lobe moyen plus petit et de deux lobes latéraux. Le tissu en est très dense, rouge brun.Cette glande a de nombreux conddits excréterrs qui viennent s'ouvrir dans la partie supérieure de l'urèthre. Devant le sommet de la prostate, un peu plus bas, il y a les *glandes de Cowper;* elles sont composées de plusieurs lobes et possèdent des canaux excréteurs qui viennent s'ouvrir aussi dans l'urèthre.

Le *pénis,* la *verge* ou le *membre viril,* est un organe cylindrique situé au devant et au-dessous du pubis. Dans l'état ordinaire, la verge est molle, pendante devant les bourses, entre les cuisses; pendant l'érection, elle se redresse en avant et en haut. Son extrémité postérieure ou *racine* est attachée au bassin, son extrémité antérieure est libre et présente le *gland*.

Le pénis est formé en grande partie de trois corps caverneux, contenant un grand nombre de vaisseaux sanguins ; à eux se joint le corps caverneux de l'urèthre.

Les *corps caverneux* ou *spongieux* de la verge prennent naissance en arrière par des racines rondes, écartées l'une de l'autre à leur origine ; elles se réunissent sous un angle aigu en un seul corps rond aplati, qui constitue toute la partie supérieure de la verge ; ils se terminent à la base du gland, en pénétrant un peu dans celui-ci en forme de coin.

La face inférieure de ce corps est creusée d'un sillon profond qui loge le corps caverneux de l'urèthre. La portion spongieuse de l'urèthre se trouve au-dessous de la partie moyenne de ce canal, dans la rainure formée par les corps caverneux ; elle se prolonge en arrière sous forme d'un renflement appelé *bulbe de l'urèthre,* -et se termine en avant par le gland, qui a la forme d'un cône arrondi à base oblique ; il embrasse la partie antérieure du canal. Son sommet est percé du *méat,* ou orifice de l'urèthre.

La peau du pénis est très mince, sans poils, munie de beaucoup de follicules sébacés ; elle est unie aux corps caverneux par un tissu cellulaire très lâche ; elle couvre le gland, puis, vers l'extrémité antérieure de l'organe, elle se réfléchit sur

elle-même d'avant en arrière sans être fixée au
gland ; elle devient alors beaucoup plus fine et recouvre jusqu'à l'orifice de l'urèthre, cette fois en
adhérant au gland. La partie réfléchie n'a que
des adhérences très lâches, elle est très mobile,
ridée et porte le nom de *prépuce*. Lorsque la
verge n'est pas en érection, le prépuce recouvre
le gland complètement, ou seulement en partie,
suivant la longueur ou la largeur de son orifice ;
lorsque celui-ci est trop étroit, il constitue le
phimosis, infirmité sur laquelle nous viendrons
plus tard.

Le prépuce est fixé à la face inférieure du
gland par un repli de la peau solidement adhérent, qui s'étend jusqu'à l'orifice de l'urèthre,
c'est le *frein* du pénis. La lamelle interne du prépuce et la peau du gland sont minces, humides,
sensibles ; le col du gland est garni de nombreux
follicules sébacés qui sécrètent une humeur blanchâtre, onctueuse, à odeur forte.

Comme complément de l'anatomie des organes
de l'homme, nous donnerons la description de
l'urèthre, d'un côté, parce que ce canal est enfer-
mé dans la verge, et ensuite parce qu'il est souvent le siège d'affections vénériennes.

L'urèthre de l'homme est beaucoup plus long,
en certains endroits plus étroit et moins droit que
celui de la femme. On y distingue la *portion
prostatique*, venant du col de la vessie ; elle a la
forme d'un entonnoir et traverse la prostate obli-

quement d'arrière en avant et de haut en bas. Puis vient la *portion membraneuse,* entourée de graisse et de muscles ; elle s'avance presque horizontalement avec une légère courbe en bas ; c'est la partie la plus rétrécie de l'urèthre, mais elle peut se dilater. La portion la plus longue est celle dite *spongieuse,* qui traverse la verge au-dessous des corps caverneux ; elle est étroitement embrassée par le corps spongieux de l'urèthre, traverse le gland du pénis, sur lequel elle a son oritce extérieur sous forme d'une fente étroite et allongée ; immédiatement en arrière de cette ouverture, on remarque une dilatation qui porte le nom de *fosse naviculaire.* A la partie postérieure de la portion prostatique, il y a un soulèvement de la muqueuse, la *crête* ou *verumontanum,* dont l'extrémité postérieure est percée par les conduits éjaculateurs.

### Fonctions des organes génitaux de l'homme

Les testicules produisent le sperme, sécrétion liquide destinée à féconder les germes contenus dans les ovaires de la femme. Les canaux déférents reçoivent le sperme, dont l'ascension est déterminée par les contractions musculaires du scrotum, qui font monter les testicules en exerçant une légère pression vers le haut ; de là, ce liquide entre dans les vésicules séminales, où il séjourne plus ou moins longtemps et s'épaissit.

A un moment donné, les canaux éjaculateurs dirigent le sperme dans l'urèthre, où il se mêle aux sécrétions de ce canal, de la prostate et des glandes de Cowper, puis il traverse le canal de l'urèthre et peut être à une certaine distance.

Le *sperme* ou *matière prolifique,* ou liqueur séminale, est un liquide épais ; il a presque la consistance de la gelée, il est gluant, à demi transparent, blanc grisâtre et répand une odeur particulière. Chez tous les animaux féconds, le germe mâle contient des *animacules* microscopiques très vivaces qu'on appelle *spermatozoïdes:* ce sont les principes fécondants du sperme. Leurs mouvements continuent pendant plusieurs heures hors du corps, lorsque la liqueur séminale est étendue d'albumine en solution, d'eau sucrée, de salive, etc. Ils ont une tête plus ou moins ovale, et une queue étroite, plus claire, très mobile. Les mouvements cessent promptement par l'addition au sperme d'acides ou d'alcalins trop concentrés.

Avant la pubcité, le sperme ne contient que des cellules, ce n'est qu'à l'époque du développement complet de l'homme que les spermatozoïdes se montrent ; on les trouve jusqu'à un âge très avancé et ils ne disparaissent que chez les malades les plus épuisés.

L'éjaculation du sperme est précédée de l'érection de la verge, qui devient beaucoup plus volumineuse en tous sens, se raidit, se durcit, se re-

dresse ; la peau du pénis est alors tendue, le prépuce se retire en arrière, sa membrane interne se
retourne à l'extérieur et le gland est dénudé. Ces
phénomènes sont accompagnés d'une excitation
nerveuse, plus particulièrement ressentie dans le
gland ; ils sont provoqués par la rétention d'une
grande quantité de sang dans les nombreuses
veines du corps caverneux du pénis.

### Organes génitaux de la femme

A l'extérieur, se présente une ouverture ver-
ticale appelée *vulve*, *fente vulvaire*, formée par
les *grandes lèvres ;* viennent ensuite les *petites
lèvres* ou *nymphes*, le clitoris et l'orifice externe
du vagin.

A l'intérieur se trouvent : le canal *vulvo-utérin*,
l'*utérus* ou *matrice*, les *trompes de Fallope*, et les
*ovaires*.

.Les *grandes lèvres* sont des replis de la peau
limitant une ouverture antéro-postérieure. Chacune d'elles est couverte de poils à sa face externe et, à l'intérieur, présentent une surface lisse
rosée. Les extrémités des grandes lèvres se rejoi-
gnent en haut et en bas, pour former les commis-
sures. La commissure supérieure est arrondie et
surmonte le clitois.

Les *grandes lèvres* sont fermes, unies, exactement appliquées l'une à l'autre, chez les enfants,

les vierges et les jeunes femmes douées d'un certain embonpoint ; chez les femmes amaigries ou âgées, elles sont flasques et recouvrent incomplètement l'orifice vulvaire.

Situées en dedans des grandes lèvres, les *nymphes* sont formées par un repli de la muqueuse qui tapisse l'intérieur de la vulve, et vont se terminer au gland du clitoris pour lui former un capuchon ou prépuce ; elles contiennent un tissu érectile et deviennent turgescentes lorsqu'on les titille. La forme et la dimension des petites lèvres varient selon les âges, les races et les climats. Chez la jeune fille, elles sont petites, d'une belle couleur rouge et ne dépassent point la fente vulvaire. Chez la plupart des femmes mariées, surtout chez celles qui ont eu des enfants, les petites lèvres s'allongent, sortent de la vulve, perdent leur belle couleur rouge, se flétrissent et revêtent une teinte ardoisée. Le bruit d'écluse que produisent certaines femmes en urinant est causé par le frottement du jet contre les petites lèvres ressortant de la vulve.

Le *clitoris*, organe de la volupté chez la femme, est la miniature du membre viril : mêmes éléments, même forme, il n'en diffère que par l'absence du canal uréthal. Sa longueur est, en général, de quelques centimètres ; sa grosseur est variable ; il se compose d'un corps caverneux, d'un gland, d'un prépuce et de deux muscles érecteurs. Flasque et déprimé au repos, il entre en érection au moindre attouchement ; c'est lui qui, pendant le coït, procure la jouissance vénérienne. Le clitoris conserve toujours sa forme recourbée, même à l'état d'érection il se redresse fort peu.

Le *vestibule* présente à sa partie supérieure l'orifice externe de l'urèthre, le méat urinaire. Dans sa partie inférieure s'ouvre le *vagin*, rétréci chez la vierge par la présence de la *membrane hymen*. Sur les côtés de la membrane ou de l'orifice du vagin, quand cette membrane n'existe plus, viennent déboucher les conduits excréteurs de deux glandes aplaties en forme d'amandes qui sécrètent un fluide spécial destiné à tenir constamment humide la cavité vaginale. C'est pendant la période d'activité sexuelle que ces glandes sont le plus développées.

Les parois du vagin sont constituées par un lacet veineux, extrêmement serré, qui forme de nombreux plis, avec papilles érectiles. Ces papilles, par leur turgescence, au moment du coït, excitent l'organe de l'homme.

L'*hymen* est une pellicule qui ferme d'une manière plus ou moins complète la partie externe du vagin ; c'est, en quelque sorte, une excroissance des parois de cet organe. L'hymen est situé entre la vulve et le vagin ; il sépare la partie urinaire de la partie génitale. C'est une ligne circulaire qui suit la naissance des petites lèvres et se dirige vers le méat urinaire en s'étendant de chaque côté. Chez les enfants, l'hymen est situé en apparence plus profondément. Chez les filles adultes, il est situé plus en avant. C'est un repli uniquement analogue aux autres replis du vagin, mais il se distingue par son siège, ses dimensions, par sa forme. Sa consistance est molle et flottante et il peut quelquefois être déprimé sans rupture.

L'existence de l'hymen est le signe de la virginité physique, mais il est des circonstances exceptionnelles pouvant atténuer la valeur de ce signe. Le coït et la fécondation ont été possibles avec l'intégrité de la membrane.

Les *ovaires* ou réceptacles des œufs humains, sont logés dans un repli du ligament large de la matrice, aux deux côtés de cet organe. Leur surface extérieure est bosselée chez la femme apte à la génération. Chaque ovaire contient quinze à vingt œufs à l'état de vésicules; mais à l'aide d'un microscope, on distingue un grand nombre de petits points qui, plus tard, formeront des œufs destinés à remplacer ceux que la femme rejette à chaque menstruation. L'*ovule* est composé d'un noyau et d'une enveloppe; plusieurs granulations forment le noyau; l'enveloppe sécrète un liquide transparent dans lequel nage le noyau.

Les *trompes de Fallope* ou *oviductes* sont deux conduits de forme conique, ayant douze ou quatorze centimètres de longueur; une extrémité s'ouvre dans la matrice, et l'autre, évasée en pavillon, s'applique sur l'ovaire au moment de la ponte. Le rôle des trompes est de saisir l'œuf ou les œufs arrivés à maturité et de les conduire dans la matrice.

L'*utérus* ou *matrice* est un sac musculeux en forme de poire aplatie, logé entre le gros intestin et la vessie. Sa surface interne est tapissée d'une membrane muqueuse; son fond est percé de deux ouvertures latérales qui communiquent aux trompes; il se termine en avant par un col allongé qui s'engage dans le canal vaginal; son extrémité est percée d'une ouverture transversale; en raison de cette disposition, on a désigné l'extrémité du col de la matrice sous le nom de *museau de tanche*.

## Fonctions des organes de la génération chez la femme

La puberté, ou développement qui rend l'individu propre à la reproduction, a lieu, dans notre climat, à l'âge de 13 à 15 ans, pour le sexe féminin; les seins, qui jusqu'alors étaient à l'état rudimentaire, commencent à se développer, le mont de Vénus se garnit d'un coussin de graisse et se recouvre de poils; des parties génitales s'écoule du sang; cet écoulement est périodique, il se renouvelle tous les mois, dure de deux

à huit ojurs, et porte le nom de *menstrualion,
flux menstruel,* règles, etc.

C'est pendant cet écoulement qu'un des ovules se détache de l'un des ovaires et est emporté
par le sang en mouvement. Pendant le coït, le
membre viril pénètre par la vulve dans le vagin ;
cet acte éveille chez la femme des sensations voluptueuses qui sont ressenties le plus vivement
par le clitoris en érection, par les petites lèvres
gonflées par la congestion sanguine. Le vagin
recrute une quantité plus grande de mucus, mais
pas de sperme, comme on le prétendait autrefois. Le sperme sortant de la verge entre dans la
matrice et, de là, les spermatozoïdes progressent
dans les trompes de Fallope, lorsque le coït est
fécondant. Au même moment, une de ces dernières déploie son extrémité frangée, les franges
s'appliquent sur l'ovaire, une des vésicules se
rompt et l'ovule entre dans la trompe, où il ne
séjourne que peu de temps ; il est porté dans la
matrice où, avec ses enveloppes et ses vaisseaux
sanguins ; il se développe jusqu'à parfaite maturité. La matrice prend des proportions énormes,
mais au temps de l'accouchement, elle se contracte énergiquement et par intervalles plus ou
moins longs, et expulse le fœtus avec ses an-
nexes, par le vagin et la vulve.

———)o(———

## II

## Dispositions anormales facilitant la contagion

Maintenant que nous connaissons l'anatomie des organes de la génération, il nous sera plus facile de comprendre comment les virus contagieux peuvent pénétrer l'organisme et partout, éviter leur entrée.

Il est des dispositions fâcheuses d'organisation, des vices de conformation qui favorisent extraordinairement la diffusion des virus contagieux. C'est ainsi que chez l'homme agit le phimosis. Le phimosis est une anomalie préputiale et est caractérisée par un excès de développement uni à une étroitesse plus ou moins prononcée de l'orifice cutané. Ainsi disposé, le prépuce ne peut découvrir le gland à l'état de flaccidité ou d'érection ; il le coiffe en quelque sorte d'une manière plus ou moins complète, de là l'expression populaire : « Il ne décalotte pas. »

D'autres fois on trouve le prépuce sans phimo-

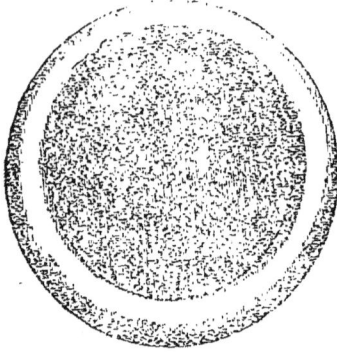

sis réel, mais le gland est toujours plus ou moins recouvert. Dans l'un et l'autre cas, on comprend que sous l'influence d'une inflammation vénérienne ou autre, le prépuce s'engorge, s'infiltre et exerce une pression sur le gland. Souvent le défaut de propreté amène une accumulation de matières sébacées sous le prépuce, à la couronne du gland ; dès lors, celui-ci, irrité, s'enflamme et provoque un suintement qui peut, à son tour, propager l'irritation sur les muqueuses de la femme, lors du coït.

Le phimosis détermine un genre d'affection spéciale, que l'on désigne sous le nom de paraphimosis. Le prépuce, ramené en arrière de la couronne du gland, soit pendant le coït ou toute autre manœuvre, exerce sur la base de cet organe une contriction produite par les bourrelets qu'il forme dans cette situation, bourrelets qui ne tardent pas à s'engorger et à devenir plus ou moins volumineux.

On a observé le paraphimosis chez des nouveaux mariés affectés de phimosis, mais avec cette particularité que l'accident s'était produit avant même la consommation du coït, au moment de l'entrée de la vulve.

Quoiqu'il en soit, tout homme atteint de phimosis devra procéder chaque jour à des irrigations d'eau blanche, entre le prépuce et le gland ; éviter le plus possible l'entrée de la plus petite quantité d'urine et, lors d'un rapprochement sexuel, avoir soin de graisser le pénis avec de la vaseline ou du cold cream.

Le gland et le prépuce étant, chez les individus qui ne *découvrent pas,* une cause incessante d'irritation, la propreté journalière s'impose absolument. Il est des sujets qui sont, en outre, affligés d'une sécrétion abondante de matières acres, nauséabondes, fétides, au niveau de la couronne du gland, et qui sont d'autant plus irritants qu'elles restent plus longtemps emprisonnées sous le prépuce ; il suffit alors d'un simple défaut de soins de propreté pour engendrer la *balanophostite,* qui n'est autre chose que la chaudepisse du gland, très contagieuse.

Les excitations mécaniques du coït ont souvent la la balano-phostite comme résultat. Dans l'accouplement, il y a, en outre, les influences accessoires dont il faut tenir compte ; car, sans parler des humeurs contagieuses qui peuvent développer la maladie par le seul contact, il y a à faire part des règles, de la malpropreté des organes génito-urinaires de la femme, des flueurs blanches, comme causes déterminantes et adjuvantes de la balano-phostite.

La balano-phostite blennorrhagique se produit surtout chez les individus jeunes, à muquense préputiale fine, à prépuce allongé, étroit, chez reux qui ne découvrent pas, ou qui ne découvrent qu'imparfaitement le gland.

D'après l'observation que les femmes donnent

souvent la chaudepisse sans l'avoir, il résulte de ceci que l'homme est plus souvent coupable de sa blennorrhagie que la femme dont il semble la tenir ; *il se donne plus souvent la chaudepisse qu'il ne la reçoit.*

Il y a énormément de sujets qui contractent la chaudepisse en s'échauffant avec une femme après une orgie, après de trop copieuses libations de champagne ou de bière. Il en est qui la contractent après un coït incomplet où l'éjaculation s'est fait longtemps et vainement attendre.

Le flux menstruel est souvent suffisamment acre pour déterminer une action inflammatoire de la vulve, ce qui permet de ne pas s'étonner qu'il irrite le canal de l'urèthre chez l'homme qui subit le contact. Il en est de même des flueurs blanches.

Lorsque la blennorrhagie ne provient pas de la contagion par le virus spécial, elle a pour origine des causes associées : excès vénériens, excitations alcooliques, irritations, etc.

Ricord a donné la recette suivante pour attraper une chaudepisse :

« Voulez-vous attraper la chaudepisse ? disait-il, en voici les moyens : Prenez une femme lymphatique, pâle, blonde plutôt que brune, aussi fortement lencorrhique que vous pourrez la rencontrer, dînez de compagnie, débutez par des huîtres et continuez par des asperges, buvez sec et beaucoup ; vin blanc, champagne, café, li-

queurs, tout cela est bon ; dansez à la suite de votre repas et faites danser votre compagne, échauf-
fez-vous bien et ingérez force bière dans la soi-
rée ; la nuit venue, conduisez-vous vaillamment,
deux ou trois rapports ne sont pas de trop et
mieux vaut davantage ; au réveil, n'oubliez pas
non plus de faire une injection ; ce programme
rempli consciencieusement, si vous n'avez pas la
chaudepisse, c'est que Dieu vous protège ! »

Nous ne devons pas omettre de faire connaître
ici une des plus redoutables affections dérivant
de la chaudepisse, c'est l'ophtalmie blennorrhagique. Cette maladie se produit par contagion,
elle se déclare à la suite de circonstances multi-
ples. Ici, c'est un malade qui la contracte pour
s'être touché l'œil avec ses doigts imprégnés de
pus. Ici c'est un sujet indemne de blennorrhagie
qui prend le mal pour s'être lavé les yeux avec de
l'eau dans laquelle son camarade se sera baigné
la verge malade.

Cette redoutable affection est heureusement
rare. Elle est encore beaucoup plus rare chez la
femme que chez l'homme. Il faut attribuer ce fait
à ce que les femmes portent moins souvent les
mains sur les organes génitaux.

Les symptômes sont des plus graves, ils sont
ainsi décrits par le docteur Fournier: « Explosion
brusque de chaleur, cuisson vive au début, injection rapide et intense de la conjonctive, laquelle
prend la couleur du rouge cramoisi ; sécrétion

très abondante d'un liquide d'abord séro-puru-
lent, puis purulent, crémeux, verdâtre, tout à fait
analogue au pus de la blennorrhagie ; œdème et
rougeur érésypélateuse des paupières qui se tu-
méfient rapidement, la supérieure chevauchant
sur l'inférieure ; douleur extrêmement vive. La
cornée se ramollit et s'ulcère, elle se détache de
l'œil à la façon d'une verre de montre, le globe
de l'œil se vide alors en totalité. Ce qu'il y a de
remarquable dans cette maladie, c'est la rapidité
avec laquelle les phénomènes inflammatoires at-
teignent un haut degré d'intensité ; souvent ç'en
est fait de l'œil en trois ou quatre jours ; on cite
des cas où il fut compromis sérieusement après
huit heures seulement. »

Sans l'intervention de l'art, l'œil est fatalement perdu ; si peu même que cette intervention
soit tardive ou insuffisante, des lésions irrémé-
diables sont à redouter. Il est donc de la plus élé-
mentaire prudence pour un malade atteint de la
chaudepisse de ne porter ses doigts à la figure
après s'être soigné la verge sans les avoir soigneusement lavés.

Les flueurs blanches constituent une affection
des plus communes, qu'on désigne en médecine
sous le nom de *lencorrhée*. Les propriétés de ces
écoulements sont très variables : tantôt ils sont
aqueux, tantôt plus épais ; ils peuvent être puru-
lents ou sanguins, leur odeur est caractéristique,
la réaction en est tantôt acide, tantôt alcaline ;

souvent elles sont acres au point de produire des excoriations aux grandes lèvres et à la face interne des cuisses.

Beaucoup de femmes sont peu disposées à convenir qu'elles sont atteintes de cette affection. Quelques symptômes peuvent faire soupçonner cette maladie; ce sont: les yeux cernés, une certaine timidité, des maux d'estomac, dont la malade se plaint sans cesse, la respiration oppressée, la lividité et la flaccidité de la peau, un air de vieillesse prématurée. Les conséquences locales des flueurs blanches sont de rendre la muqueuse vaginale mollasse et même d'y déterminer des excoriations. Les parties extrêmes sont flétries et ardoisées, l'humeur lencorrhique, jaunâtre, verdâtre ou blanchâtre, d'une odeur nauparties soumises à leur action, est êi,h,:cmfhpyb séabonde, flue incessamment de la vulve. Ce flux dont l'acreté détermine toujours l'irritation des parties soumises à leur action, est dangereux pour l'homme, il contracte le plus souvent par le coït avec la femme atteinte de lencorrhée, un échauffement assez douloureux.

La femme qui a des flueurs blanches doit donc raisonnablement se soumettre à un traitement judicieux ordonné par le médecin, et refuser absolument toute cohabitation avec l'homme. Dans tous les cas, si l'écoulement est peu abondant et les parties encore saines, elle devra user d'injections au permanganate de potasse plusieurs fois par jour et, le soir, introduire dans le vagin une ovule au tanin.

Les écoulements précadés ou non d'inflammation de la verge et qui proviennent de toute autre cause que celle de la contagion blennorrhagique, ne présentent pas de gravité immédiate ; nous nous étendrons sur ce sujet en étudiant les écoulements aigus et leur mode de contagion.

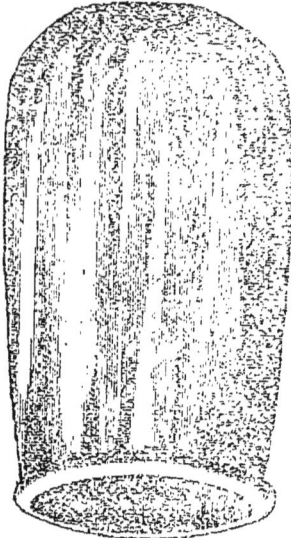

## III

### Comment on attrape la chaudepisse
### Comment on s'en préserve

On reconnaît aujourd'hui, grâce à la découverte du microbe spécial, le *gonocoque*, qu'il y a deux blennorrhagies ou chaudepisses, l'une avec microbe, l'autre sans microbe. Cette dernière est celle dont veut parler Ricord dans sa recette pour attraper la chaudepisse. C'est celle qui se produit avec le plus de fréquence chez les sujets blonds, lymphatiques, scrofuleux, chez ceux qui abusent des plaisirs, qui s'épuisent dans des veilles prolongées, les orgies, les fatigues de la débauche. Il est encore des individus chez lesquels la maladie se développe avec une facilité toute particulière, à propos du moindre excès, du moindre écart, et au contact d'une femme qui ne communiquerait rien à d'autres. Comme aussi il en est qui abusent de tout, méritent cent fois la chaudepisse et lui échappent toujours.

Lorsque la blennorrhagie ne provient pas de contagion proprement dite, elle a pour origine des causes associées: excès vénériens, excitations alcooliques, irritations; la maladie se développe sous ces influences combinées qui, prises isolément, ne la détermineraient pas.

C'est ainsi que l'on voit un individu ayant vécu plusieurs mois, plusieurs années avec une femme ayant des flueurs blanches prendre tout à coup une chaudepisse avec elle; quelle est donc cette cause? C'est qu'à l'irritation habituelle s'est jointe une autre excitation du canal, sous l'influence d'un excès de régime. C'est pourquoi une femme peut donner une chaudepisse à un homme qui s'est échauffé davantage avec elle, qui s'est livré au coït après des libations exagérées, ou soit qu'il y ait une prédisposition quelconque.

C'est l'histoire d'une femme mariée qui ne donne rien à son mari, et de laquelle reçoit la chaudepisse un amant passionné. Cela explique encore pourquoi la blennorrhagie se prend plus souvent avec une maîtresse avec laquelle on s'excite que dans le rapport avec une fille publique, rapport habituellement unique, froid et rapide.

Dans la chaudepisse sans microbe, il se présente le plus souvent un écoulement blanc plus ou moins abondant; mais ce qui caractérise cette maladie de la blennorrhagie avec gonocoque, c'est que la douleur est moindre ou presque nulle au moment de l'émission de l'urine.

En faisant connaître les causes de la chaudepisse simple, nous avons indiqué les moyens de
l'éviter. Quant au traitement, il est des plus simples: repos de l'organe, éviter la fatigue corporelle, la marche, les boissons excitantes et surtout
la bière. Deux ou trois injections par jour avec
une solution de Résorcine à 4 p. 100, pendant
cinq à six jours, suffiront pour arrêter l'écoulement.

La blennorrhagie avec gonocoque ne succède
pas immédiatement au coït, il s'écoule toujours
un certain intervalle. La durée de cette période
est plus ou moins longue, elle est ordinairement
de quatre à cinq jours. L'invasion de la maladie
est le plus souvent annoncée par une sensation
particulière éprouvée par le canal, par un prurit,
un chatouillement vers le bout de la verge, une
sorte de brûlure plus ou moins vive au sortir de
l'urine. Puis une humeur opaline se présente à
l'orifice du canal et colle les lèvres du méat, légèrement rouges et tuméfiées. Dès ce moment on
peut faire sortir par la pression quelques gout-
telettes d'un liquide blanchâtre, filant et vis-
queux.

Puis l'écoulement devient verdâtre, il souille
le linge fortement, la verge se congestionne ; des
douleurs de plus en plus vives accompagnent l'é-
vacuation des urines, des érections très pénibles
et répétées troublent le sommeil. Le pénis est
sensible, tuméfié et endolori, le gland est rouge ;

enfin tout témoigne d'une violente irritation des parties. L'écoulement est alors des plus contagieux.

La blennorrhagie aboutit souvent à la *goutte militaire*.

Celle-ci se présente sous forme d'un suintement, pendant le jour le linge du malade n'est pas taché, le canal est simplement humide, agglutine incomplètement les lèvres du méat. Le mouillé d'une liqueur incommode et filante qui matin, au lever, il se présente à l'orifice du canal une goutte laiteuse ou légèrement jaunâtre. Cette gouttelette chassée par l'urine, produit ces larges filaments blanchâtres qui nagent dans le liquide.

Cette affection passe souvent inaperçue et dure des années, elle s'épuise, en quelque sorte, usée par le temps.

C'est cette goutte militaire qui est surtout dangereuse, car il ne faut pas oublier qu'elle décèle la présence du gonocoque, alors même que la période de virulence semble faire croire qu'il a disparu. La goutte militaire est difficile à guérir, mais, il faut bien le dire, la difficulté de guérir cette affection tient bien moins à l'impuissance de l'art qu'à l'indocilité des malades, ou défaut de suite et de persévérance dans le traitement. Il est rare que la goutte militaire ne cède pas à un traitement bien dirigé et suffisamment prolongé. C'est une affaire de temps ou de patience, vertu malheureusement peu familière aux jeunes gens, et pourtant si nécessaire pour assurer le succès dans toute entreprise longue et difficile.

Poussé par une curiosité vaine, fatigué des exigences que lui imposent un traitement et une hygiène suivis, le malade, dès qu'il cesse de voir le suintement, suspend aussitôt son traitement. Mais le mal, qui n'était que momentanément enrayé, reprend son cours, regagne le terrain perdu et l'écoulement réparaît. Le malade reprend alors son traitement, puis un peu plus tard il s'arrête de nouveau et le mal fait de nouveaux progrès. C'est toujours à recommencer, jusqu'au jour où, modérant son impatience, le malade s'astreint à continuer sans interruption et pendant plusieurs mois, un traitemet qu'il n'aurait jamais dû interrompre.

C'est surtout dans le mariage que la goutte militaire est dangereuse, car ici le malade ne peut interrompre ses rapports sans éveiller des soupçons. Il en est de même pour l'homme qui doit se marier et que des motifs impérieux ne lui permettent pas de reculer le mariage jusqu'à l'époque probable de sa guérison ; il se trouve donc dans l'alternative ou de rompre ou d'épouser quand même. Dans ces conditions, il faudra qu'il apporte la plus grande modération dans ses rapports avec sa femme et qu'il poursuive même, dans la lune de miel, le traitement commencé.

La contagion, qui est ici le danger principal,

peut être évitée s'il a soin d'uriner immédiatement avant l'acte sexuel. Car il faut considérer
que si une goutte de pus met toute une nuit pour
se former, comment supposer qu'elle puisse se reproduire dans le court espace de temps que prend
le coït, alors que l'urine en aura préalablement
débarrassé le canal ?

Chez la femme, la blennorrhagie affecte la
vulve, le vagin ou la matrice. Sous le nom de
*vulvite,* on désigne l'inflammation qui siège autour de l'entrée du vagin, sur les grandes et les
petites lèvres.

Les replis de ces parties sont recouverts alors
d'une matière blanche abondante, très adhé-
rente, il faut un frottement d'une certaine force
pour la détacher. Cette sécrétion qui a une odeur
repoussante, une fois enlevée, laisse voir les parties d'un rouge vif, qui, par la pression, évacue
une matière blanchâtre, épaisse. Lorsque l'inflammation devient plus forte, la sécrétion devient moins épaisse en même temps qu'elle est
plus abondante ; les petites lèvres sont alors tuméfiées.

La vulvite est le plus souvent engendrée par
la malpropreté ou par des excitations. Elle développe un sentiment de démangeaisons qui pousse
les malades à rechercher le coït ou à se livrer à la
masturbation.

La *vulvite* peut être aussi produite par le virus

blennorrhagique, elle est alors essentiellement contagieuse.

Les causes de la vulvite, comme nous venons de le dire, sont souvent la malpropreté. En effet, il est des femmes, surtout dans les campagnes, qui ne se lavent jamais, pas même après les règles. Toutes les femmes ont besoin de soins de propreté, mais toutes n'en ont pas besoin au même degré. Il y en a qui ne sont propres qu'à la condition de se laver plusieurs fois par jour ; ce sont celles qui ont la peau brune et comme huileuse.

Tous les frottements, la marche, la bicyclette, l'emploi de la machine à coudre, l'excès du coït, aussi **bien que la disproportion** des organes, peuvent provoquer la vulvite.

La *vaginite* est l'inflammation de la membrane du vagin. Comme la vulvite, elle peut avoir pour cause la malpropreté et toute excitation ; cette espèce de maladie n'est point contagieuse, et de là tendance à la guérison, dès que la cause irritante qui l'a produite n'existe plus.

La contagion est le caractère essentiel de la *vaginite blennorrhagique*. Cette maladie s'annonce par de la cuisson, une rougeur intense, par une sécrétion de muco-pus abondante, de couleur verdâtre et d'odeur nauséeuse. Les malades marchent péniblement et s'asseoient avec toutes sortes de précautions. Pour que la douleur acquière ce degré d'intensité, il faut que l'inflammation du vagin s'étende jusqu'à la vulve ; alors tout attouchement produit de la douleur.

Lorsque la vaginite arrive à son déclin, elle ne préésente plus qu'un léger écoulement qui est le similaire de la goutte militaire chez l'homme ; on a prétendu que cet écoulement, presque invisible, n'était pas contagieux, mais on a observé aussi qu'il le devenait au moment des règles.

Dans ce cas, la femme ne distinguant pas un écoulement blennorrhagique de celui qui constitue les flueurs blanches, quand on l'accuse d'avoir communiqué la maladie, elle se défend avec la conviction qu'elle n'a pú donner un mal qu'elle n'a pas. Lorsqu'elle sait qu'elle est malade et qu'elle ne veut pas paraître avoir transmis la blennorrhagie, elle invoque le plus souvent l'influence de l'écoulement qui suit les règles comme étant la cause du mal qu'elle a fait.

Nous ferons remarquer comme résumé de ce chapitre, et en ce qui concerne la blennorrhagie virulente, que le gonocoque seul est le principe contagieux de la maladie ; ceci est une vérité des plus catégoriques. Le docteur Julien rapporte le fait suivant que nous donnons comme appui à cette vérité:

« Une dame richement entretenue et de conduite réservée, vint se plaindre un jour que son protecteur l'accusait de *lui avoir donné quelque chose,* alors qu'elle était parfaitement sûre de bien se porter. Je la visitai et ayant pris *une* goutte de l'écoulement léger que je trouvais dans ses organes, je l'examinai au microscope et reconnus le gonocoque en grande abondance. Me retournant alors vers elle: — Madame, veuillez me dire quand vous avez fait une infidélité à votre amant? — Docteur, ça ne peut être que samedi, répondit-elle tout de suite sans même esquisser une dénégation. »

Nous dirons encore que la chaudepisse est une affection essentiellement vénérienne, qu'elle se contracte et se propage par le commerce sexuel, à part quelques cas spéciaux, elle a toujours pour origine l'acte sexuel. Elle diffère en cela du chancre simple et surtout de la syphilis, qu'il n'est pas rare de voir résulter d'un contact quelconque, d'une contamination étrangère au rapprochement sexuel.

*Comment peut-on éviter la chaudepissse?* Pour l'homme, le meilleur des préservatifs est le condon ou capotte; on se lubréfie auparavant la verge avec un corps gras, vaseline ou cold cream et on s'applique le préservatif. Le meilleur est certainement celui en caoutchouc très souple et mince; il faut éviter le bon marché dans ces articles: la moindre défectuosité est dangereuse. Nous savons bien qu'on objectera que l'emploi du condon exige une mise en scène fort désagréable et peu en rapport avec la situation délicate où on se trouve au moment passionnel. Mais nous ferons observer que l'emploi de cet ustensile ne

se recommande que dans des cas absolument jus-
tifiés. Celui qui court à un rendez-vous sait bien
avec qui il va jouer, et s'il a le droit de suspecter
son partenaire de tout à l'heure. Il est évident
que dans certaines circonstances l'on ne peut se
préoccuper des suites qu'on ne redoute pas. Il
est des femmes qui ne se livrent pas au premier
venu, qui sont en dehors de tout soupçon et qui,
cependant, peuvent être dangereuses; dans ce
cas, c'est au petit bonheur. Mais l'homme qui
va délibérément se conjoindre avec une fille, peu
suspecte, nous le voulons bien, mais enfin sujette
à caution quand même, l'homme, disons-nous,
peut toujours se précautionner et ne pas faire
preuve à ce moment d'excès de galanterie et de
pudeur. Il peut toujours invoquer une sensibilité
extrême de la peau, une prédisposition aux écorchures, pour se servir par exemple d'un corps
gras, en application sur le gland et le prépuce,
ce qui constitue déjà un moyen préservatif des
plus certains.

Il est aussi des circonstances où nulle précaution ne peut être mise en pratique; une rencontre
fortuite, une surprise, un de ces cas rares enfin
où l'homme se trouve seul avec une femme désirée, ou même pas désirée, quelquefois inconnue;
une conversation légère, un baiser dérobé, une
surexcitation des sens qui vous donne de l'audace; la lutte s'engage, la défense est faible et la
victoire non douteuse. Dans ces cas, nous au-

rions mauvaise grâce à vouloir conseiller telle ou telle méthode de préservation. Mais d'ordinaire, en ces circonstances, les deux coupables se hâtent de se séparer, c'est alors le moment de songer au danger. L'homme, comme la femme, rentrés chez eux, peuvent se livrer aux ablutions intimes ; le premier aura soin d'uriner aussitôt et, s'il possède le nécessaire, se faire une injection de permanganate de potasse. Ce qui ne doit pas le faire cesser de s'observer rigoureusement pendant cinq à six jours, pour que, à la moindre inflammation, il aille vivement voir le médecin. La femme, elle aussi, devra prendre des précautions : d'abondantes injections de permanganate de potasse (cinquante centigrammes pour un litre d'eau) agiront certainement comme anti-blennorrhagique.

Tout homme et toute femme qui s'inspireront des descriptions que nous avons données précédemment pourront judicieusement se prémunir d'une contagiosité réciproque.

La propreté des organes génitaux est rigoureusement prescrite, surtout pour la femme ; plusieurs fois par jour, si la chose est possible, elle fera des injections antiseptiques, mais non astreingantes (injections au sublimé, au permanganate de potasse, à l'eau phéniquée). Ces injections devront être faites avec une canule munie d'une sorte de spéculum grillagé, de façon à ce que le vagin soit suffisamment dilaté pour recevoir dans toutes ses parties un lavage complet.

La femme qui a des flueurs blanches et qui est soucieuse de l'inocuité de ses rapports, devra, surtout le matin, procéder à des injections avant de consentir au rapprochement, car durant le repos de la nuit, l'accumulation de matières lencorrhiques dans le vagin en rendent par cela même les contacts plus dangereux à l'heure du réveil.

Pendant le coït, certaines précautions ne sont pas indifférentes. Si l'homme suspecte sa compagne, il est bon de ne pas traîner en longueur, il faut conclure au plus vite. Il est encore nécessaire que l'éjaculation se fasse; il est certain que c'est dans le temps qui précède l'émission du sperme que l'infection uréthrale se fait et que, dans les circonstances heureuses où elle n'a pas eu lieu, le passage brusque et rapide de ce fluide entraînant avec lui les matières contagieuses qui auraient pu s'introduire dans l'urèthre, est une des conditions favorables qui s'y opposent le plus. C'est dans ce sens que l'émission de l'urine après le coït offre tant d'avantages, et sera encore plus efficace si on tient compte de cette recommandation suivante: Il convient de s'arranger de manière à avoir de l'urine dans la vessie et de ne pas céder aux envies incessantes d'uriner qu'on éprouve souvent dans l'attente du moment désiré. Il faut aussi, aussitôt après le coït, expulser l'urine avec violence; pour cela il suffira de pincer entre le pouce et l'index les lèvres du méat, de façon à ce que le jet d'urine échappe avec violence et balaie activement le canal.

Pour la femme, les précautions sont plus difficiles ; elle a à défendre contre la contagion une foule de régions, sans qu'aucun des préservatifs locaux, si efficaces chez l'homme, soient applicables à aucune d'elles. Le graissage des parties serait efficace chez elle, si elle pouvait en faire l'application immédiatement avant l'acte. Dans tous les cas, chez la femme, les moyens indiqués pour l'homme doivent être faits en plus grande abondance, lorsqu'il s'agit d'injections ainsi que de lavages, et demandent plus de temps et d'autres dispositions. Les surfaces exposées chez elle à l'infection sont plus grandes, elles sont en outre si plissées, si difficilement accessibles, que le nettoyage ne peut être simplement exécuté en quelques instants. Il faudrait qu'elle puisse prendre chaque repli de la vulve pour le soumettre à un brossage antiseptique.

—)o(—

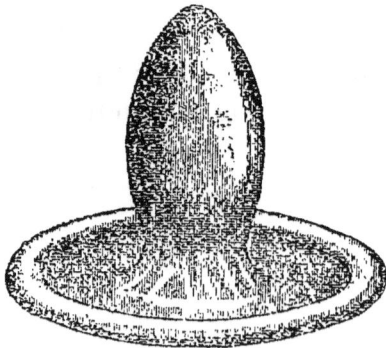

## IV

**Comment on attrape la vérole**
**Comment on peut l'éviter**

Lorsqu'après plusieurs semaines de continence de rapports sexuels avec une femme vérolée, un homme bien constitué s'aperçoit qu'il possède dans les replis du prépuce ou sur la couronne du gland une tache rouge qui grandit tous les jours, en même temps que sa surface se dénude et que sa base devient dure, il peut être certain qu'il a la *syphilis* ou *vérole*. Fatalement alors, quoiqu'il fasse, la santé se trouble ; le malade perd ses forces, il pâlit, il ressent une lassitude générale et souvent de vives douleurs dans les membres. Puis se montre la première éruption ; ce sont des taches d'une teinte rosée cuivrée, c'est la *roséole syphilitique*. La plupart du temps, la roséole s'accompagne d'autres éruptions sur les muqueuses de la gorge, de l'anus et des organes génitaux. Les cheveux tombent.

Ce sont ces éruptions des muqueuses que l'on désigne sous le nom de *plaques muqueuses*.

La maladie se transmet de deux façons: par contagion ou inoculation, par hérédité. Il est démontré que le principe virulent est contenu dans le liquide provenant du chancre, c'est-à-dire de cette tache rouge dont nous venons de parler et qui siège le plus ordinairement au gland ou au prépuce chez l'homme, et aux grandes ou aux petites lèvres chez la femme. Le virus apparaît aussi sur les plaques muqueuses.

La syphilis et le *chancre simple* sont deux maladies tout à fait distinctes. La vérole dérive de la vérole et se reproduit dans son espèce, elle ne dérive jamais du chancre simple ou chancre mou, que nous décrivons plus loin.

La plus petite solution de continuité peut donner accès à la contagion, par exemple les petites déchirures qui se produisent aux organes génitaux dans le coït, les gerçures ou les excoriations accidentelles des doigts, des lèvres, des seins, les coupures de rasoir, les érosions de la muqueue génitale dans les diverses formes de la balanite ou de la vaginite.

Les lésions virulentes au contact desquelles s'opère le plus souvent la contamination sont les plaques muqueuses, qui ont leur siège au niveau des orifices naturels; leur surface, ulcérée, est sans cesse recouverte de liquide virulent, ou laisse à la moindre irritation suinter une humeur

contagieuse. Le chancre n'est pas moins dangé-
reux, mais il est le plus souvent unique et n'a pas
une durée bien longue, comparée à celle des plaques muqueuses, qui sont presque toujours nombreuses, tenaces et récidivantes.

Les contacts prolongés et multipliés favorisent
la pénétration du virus et les frottements capables
de produire les éraillures de l'épiderme ou l'é-
chauffement des parties, jouent aussi un rôle de
condition adjuvante, en rendant les contacts plus
intimes ; mais ce n'est qu'un élément d'importance secondaire, attendu que le virus peut parfaitement être introduit dans l'économie par
n'importe quelle partie du corps.

Une condition sans laquelle la contagion ne
peut avoir lieu, est la *réceptivité* du sujet soumis
à l'action du virus. Elle ne fait absolument défaut
que chez les syphilitiques ; la vérole est, en effet,
parmi les maladies infectieuses virulentes, une
de celles au plus haut degré, la propriété d'assurer l'immunité à ceux qu'elle a frappés. Donc
tout vérolé ne peut être infecté de nouveau.

Les conditions nécessaires pour que la contagion se produise peuvent se trouver réunies de
deux manières ; le plus fréquemment il y a des
rapports directs entre celui qui transmet et celui
qui subit la contamination, et une surface chargée de produits virulents est mise en contact avec
une partie susceptible de laisser pénétrer le virus.
Dans d'autres circonstances, la matière virulente

est transportée par l'intermédiaire d'une tierce personne ou d'un objet quelconque et passe ainsi d'un sujet syphilitique à celui qui est contaminé, sans qu'il y ait eu de rapprochement direct entre l'un et l'autre.

La cause la plus commune de la vérole se trouve dans le commerce sexuel. Pour cette raison, le *chancre induré* ou *chancre syphilitique*, s'observe surtout aux parties génitales.

Les contacts de bouche à bouche, dans les caresses de l'amour ou de la plus innocente tendresse, sont des occasions fréquentes de contagion. La bouche est un foyer actif de la vérole et le danger est d'autant plus grand qu'il est très souvent méconnu. Le mal peut ainsi s'étendre à un grand nombre de personnes. Une jeune fille reçoit, avec un baiser, la vérole, qui débute par un chancre à la lèvre, le mal passe pour une gerçure vulgaire et insignifiante, et n'en devient pas moins une source de contagion ; c'est d'abord la petite sœur qui prend un chancre à la buoche, puis la mère et deux autres enfants qui sont infectés ! Ce n'est pas seulement aux lèvres que le baiser porte contagion, mais à divers points de la face, aux paupières, et le plus fréquemment encore, à la langue et jusqu'à la gorge, où la salive mêlée d'humeur virulente peut être attirée par la succion ou par la déglutition.

L'allaitement est toujours favorable à la contagion, mais ce n'est pas le lait qui infecte le nourrisson, c'est que la nourrice porte alors un chancre au mamelon ; voici un fait remarquable observé par le professeur Fournier : — Une nourrice vérolée entre dans un jeune ménage et donne la syphilis à l'enfant qui lui est confié ; l'enfant dont le mal est d'abord méconnu, transmet la contagion : 1° à sa mère ; 2° à sa grand'mère ; 3° et 4° à deux bonnes, vierges toutes deux et irréprochables ; 5° enfin, quelques mois plus tard, la jeune mère infecte le mari !

Les circonstances dans lesquelles la contagion *médiale* peut se produire sont si nombreuses qu'on ne saurait prétendre les énumérer toutes.

Il a été démontré que le pus du chancre déposé dans les voies génitales de la femme peut y séjourner impunément pour celle-ci et communiquera cependant ses propriétés virulentes aux humeurs vaginales. Dans un cas rapporté par Ricord, c'est l'homme qui fut l'intermédiaire dans ce transport du virus et qui, sans être infecté lui-même, transmit la vérole d'une ancienne maîtresse à sa femme ; il avait le gland recouvert par un prépuce très long et il était passé sans prendre aucune précaution, du lit de l'adultère dans la couche conjugale !

La communauté d'objets usuels est une cause fréquente de contagion. Tous les objets qui passent de bouche en bouche peuvent transmettre la syphilis. Dans bien des cas, c'est une cuiller qui a été l'instrument de contagion. Il faut citer les bouteilles, les pipes, les cigares, certains jouets d'enfants, la brosse à dents, les instruments de musique, etc.

La salive, le lait, l'urine d'un sujet vérolé ne peuvent transmettre la vérole. Ces sécrétions peuvent accidentellement servir de véhicule au virus, mais ne sont alors que des agents passifs de transmission.

Nous allons donner maintenant un aperçu différentiel du chancre simple et du chancre syphilitique.

Le *chancre simple ou mou* n'est pas infectant, c'est-à-dire qu'il ne donne pas la vérole; il est toujours local, se présente sous forme arrondie, il est quelquefois unique ou en groupe de deux ou trois, ou quatre. Son milieu, creusé, présente une teinte grisâtre; la plaie est à bords taillés à pic renversés légèrement en dehors et entourée d'une auréole. Ce chancre, peu ou point douloureux, n'est jamais dur, ce qui lui a valu le nom qu'il porte et ce qui le distingue du *chancre induré* ou *syphilitique*. Le chancre simple est ordinairement accompagné de bubons ou poulains, qui disparaissent spontanément, mais qui suppurent souvent. Ce chancre, qui se termine presque toujours par cicatrisation après quelques semaines, se montre le deuxième ou le troisième jour après l'infection, sous forme de petite vésicule pustuleuse, qui passe ordinairement inaperçue;

abandonné à lui-même, son élévation se termine en un mois.

Le chancre mou s'inocule par voisinage, c'est là sa seule gravité. Il peut aussi, faute de soins, se transformer en plaie gangréneuse.

Le *chancre induré* ou *syphilitique* débute par une rougeur arrondie après laquelle apparaît une vésicule qu'ise crève, pour laisser une ultération qui tend toujours à gagner en profondeur. Le fond de cette ulcération est rouge cuivré et ses bords, un peu saillants, taillés en biseau, ne sont jamais décollés comme il arrive pour le chancre mou. Autour de ce chancre, il se fait une induration comme s'il reposait sur une base dure, cornée. Toujours isolé, il est accompagné de ganglions dans les aines.

Le chancre induré ne s'inocule pas par voisinage, il n'est pas inoculable sur le même individu, comme le chancre mou.

Il ne se déclare qu'après une période de 9 ou de 50 jours après le coït.

Les symptômes généraux de la vérole sont fatalement précédés du chancre induré.

Les plaques muqueuses ont une teinte laiteuse ou bleuâtre avec des reliefs irisés, on les voit à l'anus, à la vulve, à la face interne des grandes lèvres, aux plis de l'aine, aux bourses, au gland, à la face interne du prépuce, au creux ombilical, aux lèvres, à la langue, à la face interne des joues, à la gorge, à la commisure des orteils, à la

racine des ongles. Elles sont toujours très contagieuses et leur contact sur une face érosive, sur
une coupure, une égratignure quelconque, en-
gendre fatalement le chancre induré.

Les mêmes symptômes existant chez les deux
sexes, en ce qui concerne la vérole, les moyens
préventifs se confendent: Quelques conseils concernant l'examen des parties, lorsqu'il peut être
fait, pourront être d'une grande utilité. Ainsi le
chancre induré occupe souvent le méat urinaire,
le gland ou le sillon du gland ; huit fois sur dix
au moins, les ulcérations de la verge et des bourses sont des chancres indurés.

Le chancre simple prédomine autour de l'anus
et dans le voisinage du frein de la verge, il peut
aussi occuper le gland et le prépuce.

Chez les femmes, la présence du chancre induré est toujours plus difficile à observer, il peut
occuper les grandes ou les petites lèvres ; son lieu
de prédilection est cependant la fourchette, ou
commisure inférieure de la vulve.

Chez l'homme comme chez la femme, une ex-
ploration directe des ganglions constitue un des
moyens les plus simples et les plus sûrs pour découvrir la présence d'un chancre. Les doigts sa-
vamment appliqués sur les parties latérales du
cou, vers la naissance des cheveux, permettront
de constater la présence de petites glandes sous
forme de petites bosses ; dans ce cas, il est cer-

tain qu'il existe quelque part un chancre ou des plaques muqueuses.

Nous recommandons d'assister et même d'aider au déshabillé de la femme, car on peut, avec de l'expérience et du savoir, faire surprendre bien des choses sans éveiller le moindre soupçon d'investigation ; ainsi on peut se rendre compte de l'état de propreté de la chemise, des taches plus ou moins sales qui souillent le devant et le derrière de celle-ci. Avec quelques taquineries, il est facile de juger de l'intégrité de la peau et de déceler la présence de boutons, taches, cicatrices. Il va sans dire que cet examen nécessite la lumière du jour ou une lumière artificielle. Il faut, en général, se méfier des femmes trop pudiques, elles sont très dangereuses. Au lit, il ne faut pas être trop pressé, les mains sont faites pour s'en servir. La première chose à faire est de porter les doigts vers les organes génitaux pour constater leur degré d'humidité. Si la femme est saine, ses organes sont peu humides, à moins d'une excitation quelconque préalable ou d'un désir trop ardent. Des organes génitaux, la main doit s'égarer dans les aines, de façon à explorer les ganglions de cette région ; s'ils sont gros, il y a urgence de battre en retraite ; comme ceux de la nuque, ces ganglions constituent le *pouls de la vérole*, c'est un signe manifeste d'infection syphilitique. De petits boutons, des croûtes sur le cuir chevelu doivent être considérés comme suspects.

La bouche est le réceptacle par excellence des accidents syphilitiques les plus contagieux ; les plaques muqueuses y sont très fréquentes. Ce sont surtout celles qui siègent à la pointe et sur les bords de la langue, ou sur les lèvres. Il faut donc éviter les baisers lascifs avec une bouche inconnue.

La femme peut également user des mêmes subterfuges, elle examinera les pièces avant de se les approprier et de remplir les conditions du marché. L'inspection des organes virils est facile à faire ; le moindre doute doit être une cause d'abstention absolue sans attendre les explications de l'intéressé.

Tout sujet qui, ayant contracté la vérole, se marie, s'expose à contaminer sa femme par contagion s'il est encore dans la période virulente ; à procréer des enfants syphilitiques, avec le danger de la syphilis par conception pour la mère ; à voir son union troublée ou prématurément brisée par le retour à la vérole tertiaire.

L'indication du traitement anti-syphilitique est fournie par la maladie même et non par la nature des accidents qui en sont l'expression ; le traitement général doit être prescrit à tous les syphilitiques, il doit chez tous être énergique et prolongé.

Le docteur Besnier, de l'hôpital Saint-Louis, a dit :

« Dans la grande majorité des cas, la syphilis

est spontanément bénigne et cède à un traitement énergique et prolongé, au point de ne pas doener d'accidents du tout: telle est la règle quatre-vingt-dix fois sur cent. Exceptionnellement, dix fois sur cent environ, la syphilis est forte, rebelle ou maligne. Dans ces circonstances, l'action du traitement suffisant ou approprié se fait encore sentir sur les accidents actuels ; mais sur ces dix cas graves, il y en a deux environ qui sont absolument rebelles, malins, au vrai sens du mot ; c'est alors, le plus habituellement, le sens nerveux qui est atteint. Pour en revenir au premier groupe, il survient au bout d'un nombre d'années indéteminé, lorsque la maladie, si légère qu'elle soit, n'a pas été traitée, des lésions syphilitiques graves. La plupart de ces faits s'observent chez les sujets qui ignorent leur syphilis, tant elle a été insignifiante au début. Donc, je n'hésite pas à affirmer que c'est un devoir inéluctable pour le médecin de traiter ses malades avec le plus grand soin et longtemps, alors même que les débuts seraient très légers. »

Ces malades ne doivent pas ignorer le retour probable de manifestations morbides successives et, par conséquent, ils doivent comprendre la nécessité d'un traitement persévérant.

« En aucun cas, la durée d'un traitement anti-syphilitique ne peut être abaissée au-dessous de trois ou quatre ans, à quelque forme de la maladie qui se présente et si bénigne même que se soit annoncée la maladie au début. Tel est le minimum nécessaire, je ne dirai pas à guérir la vérole, mais à conjurer ses manifestations dangereuses pour le présent et pour l'avenir. « (Docteur Fournier).

————)0(————

## V.

## La sécurité sexuelle sociale

La sécurité sexuelle sociale est l'ensemble des mesures sanitaires prises par l'Etat pour assurer la prévention des maladies vénériennes. C'est dans ce but que les Pouvoirs publics exercent une surveillance sur les femmes qui se livrent à la prostitution. Les professionnelles sont divisées en filles soumises et en filles insoumises ; les premières appartiennent à la prostitution avouée, ouverte, tolérée ; les autres font partie de la débauche clandestine.

Les filles soumises sont dites en carte ou en maison, selon qu'elles se prostituent sur la voie publique, dans les cafés, dans les concerts, dans le maisons de rendez-vous ou de tolérance. Elles sont inscrites sur un registre spécial, déposé à la préfecture de police, où elles signent une déclaration de soumission à un règlement leur imposant des visites sanitaires périodiques et des mesures disciplinaires.

Les filles insoumises sont ainsi dénommées parce qu'elles se prostituent sans avoir reçu préalablement l'estampille de la préfecture de police. Elles sont pourchassées d'une façon permanente et impitoyable par les agents des mœurs, afin de les faire rentrer dans la catégorie des filles soumises.

Les filles de maisons sont astreintes à des visites médicales hebdomadaires, alors que les autres prostituées libres ne les subissent que tous les quinze jours. La rareté des visites sanitaires rend inefficace le système de la réglementation de la prostitution.

La prostitution n'étant pas un délit, la répression constitue un arbitraire absolu ; par contre, le proxénétisme est un délit et, cependant, tous les lieux de débauche sont placés sous la protection de la préfecture de police. La femme qui se prostitue selon son droit, est jetée en prison, tandis que la proxénète avérée des maisons tolérées, commet journellement le délit de procureuse sans être inquiétée.

C'est pourquoi, pour assurer la sécurité sexuelle, il convient de considérer qu'il y a plus de moralité à recourir aux complaisances des professionnelles que de chercher à séduire une femme honnête et à la détourner de ses devoirs par des tentations vouées ; et, en conséquence, on doit conseiller aux célibataires qui veulent satisfaire leur instinct sexuel avec le moins de risques possibles, de s'adresser franchement aux professionnelles.

Cependant il est certaines conditions qu'on ne saurait négliger. La femme a sur l'homme cet immense avantage de pouvoir constater *de visu* si ce dernier ne présente rien d'anormal et, par conséquent, de se réserver, suivant que l'inspection préalable est ou non favorable. Un examen préalable est donc une sage mesure, à laquelle toute professionnelle a le droit de recourir pour la sauvegarde de sa santé.

L'homme a le devoir, non seulement de se préserver du mal vénérien, mais encore de ne pas le transmettre sans scrupule comme sans remords à toute personne, celle-ci fût-elle une professionnelle. Il devra donc éviter avec autant d'empressement d'être infecté que d'infecter. C'est pourquoi il doit se faire subir à lui-même un examen attentif et se rendre chez un médecin toutes les fois qu'il constatera sur lui quelque chose d'anormal. La règle de conduite, dont il ne devra jamais se départir, sera d'observer l'abstinence absolue quand il n'aura pas la certitude d'être d'une santé parfaite.

La femme, en raison des dispositions anatomiques de ses organes, ne peut pas se rendre compte par elle-même de son état de santé ou de maladie; de là la pénible nécessité pour toute professionnelle de se placer volontairement sous la surveillance médicale.

En résumé, l'homme qui, en dehors du mariage ou de l'union libre, voudra satisfaire ses appétits sexuels sans s'exposer à l'infection vénérienne, devra s'adresser aux professionnelles, en exigeant d'elles, en échange du gage demandé, un certificat de santé délivré le jour même.

On ne saurait trop le répéter, le danger est surtout dans le commerce des proxénètes qui, sans être inquiétées le moins du monde, se livrent au détournement des filles mineures, et dans les maisons de passe, où les actrices en renom, les femmes mariées à court d'argent, viennent se livrer moyennant salaire. Là, aucune visite sanitaire, les maladies vénériennes sont à la portée de tout le monde ! Qu'importe à celui qui est affecté d'un chancre, que ce soit une dame du monde qui le gagne de lui, que ce soit une pauvre fillette novice ; après lui... la fin du monde !

Nous le répétons, ce sont surtout les filles insoumises qui sont les plus dangereuses ; ce sont celles qui, tout en changeant très fréquemment d'amant, en se livrant à une foule d'hommes payants ou non, conservent cependant une profession avouée, ou possèdent des moyens d'existence qui leur permettent de ne pas exercer la prostitution d'une façon absolument publique.

**L'influence pernicieuse des insoumises sur la**

santé publique peut être mise en relief par les observations du docteur Mauriac; il a interrogé les hommes qu'il soignait à l'hôpital du Midi, sur la source où ils avaient puisé leurs maladies. Or, en ne tenant compte que des renseignements offrant une assez grande précision pour satisfaire un médecin ausssi versé dans la connaissance de la syphilis et des maladies vénériennes, Mauriac est arrivé aux résultats suivants:

Sur 5,008 malades atteints de syphilis, de blennorrhagie ou de chancres mous, la contagion a été opérée:

Chez 4,012 par des insoumises;

Chez 733 par des inscrites;

Chez 263 par des femmes non prostituées.

En ce qui concerne la vérole seule, sur 1,633, la contagion a été opérée:

Chez 1,414 par des insoumises;

Chez 219 par des inscrites.

Ces chiffres montrent que la véritable source de la syphilis, au moins dans la classe ouvrière, celle qui fréquente les hôpitaux, se trouve dans la prostitution clandestine. Sans méconnaître les grandes difficultés qu'il y aurait à soumettre les insoumises — dont le chiffre est fort élevé — à la réglementation administrative, à les recher-cher, à les surveiller, il est bon d'être fixé sur le préjudice que ces femmes causent à la santé publique.

On a invoqué, contre la surveillance des prostituées, le fait qu'elle inspire une fausse sécurité aux débauchés et qu'elle augmente ainsi leur nombre et, par suite, favorise, au lieu de l'enrayer, le développement de la syphilis. L'argument s'appuie sur une singulière hypothèse, et il est peu probable que les appétits sexuels se laisesnt influencer dans une notable mesure par des considérations de ce genre ; le grand nombre des prostituées insoumises et des maladies contractées avec ces femmes est là pour en témoigner.

Le docteur Vibert a dit que « la vulgarisation des notions relatives à la syphilis, à ses dangers prochains et éloignés, à ses divers modes de transmission, contribuerait à diminuer les ravages qu'occasionne la syphilis. »

————)0(————

# VI

## Considérations générales sur les maladies vénériennes dans le mariage

Le *chancre simple* est un accident local qui n'est jamais suivi d'aucun symptôme appartenant à la syphilis secondaire. Tout chancre simple, une fois cicatrisé, constitue pour l'individu qui en est atteint, la guérison. Donc il est évident qu'il n'y aurait aucun motif d'interdiction demariage à partir du moment où le chancre a disparu, si on avait la certitude absolue que ce chancre était bien réellement un chancre simple. Car il est à remarquer qu'il est des cas où le chancre syphilitique manque du caractère spécial qui le fait habituellement reconnaître, c'est-à-dire l'induration. Comment distinguer le chancre simple du chancre infectant qui n'est pas induré ? En se rappelant que l'induration de la base du chancre infectant n'est qu'un symptôme ou, si l'on veut, un des signes du chancre infec-

5

tant, et conséquemment que l'absence de ce symptôme n'ôte rien de leur valeur à tous les autres signes auxquels on reconnaît le chancre syphilitique. C'est donc à la recherche de ces signes qu'il faut s'appliquer. Ainsi étant donné qu'une période d'incubation dont la durée peut varier de *quelques semaines* à *trois ou quatre mois,* sépare constamment le début du chancre infectant de l'apparition des accidents généraux de la syphilis, il est évident que passé cette période, c'est-à-dire six mois après l'apparition du chancre, il ne se manifeste pas de roséole; on peut être certain que l'infection générale n'existe pas. En effet, rien ne peut empêcher chez un malade qui a eu un chancre infectant, la production des accidents généraux de la vérole. Leur développement, dans le délai normal, est constant, inévitable, quels que soient le tempérament, l'âge, le sexe, des individus infectés; on peut donc se marier six mois après l'apparition du chancre.

L'union conjugale étant une association librement consentie, où chacun des époux est censé faire de bonne foi son apport de santé et de valeur physique, en vue de coopérer, d'une part à la prospérité matérielle de la communauté et, d'autre part, à l'élevage des enfants. Il est dès lors évident que l'individu syphilitique fait un apport absolument délictueux de santé et de force dans le ménage; de plus, sa bonne foi ne peut presque jamais être reconnue. En effet, de par la vérole, il pourra se faire que cet homme aboutisse un jour à telle ou telle affection grave qui ruinera sa santé, à telle ou telle infirmité qui le rendra incapable de travailler, incapable de gagner le pain de chaque jour, de faire vivre sa famille. De plus, il peut donner sa maladie à sa femme ou procréer des enfants qui auront toute leur vie à souffrir de l'affection redoutable que leur aura léguée leur père. Il est donc logique de dire que l'homme vérolé, et non guéri de sa vérole, qui ne craint pas de se marier, commet une mauvaise action.

On objectera sans doute que la syphilis étant incurable, le mariage serait ainsi interdit à tout individu ayant eu cette maladie? Nous répondrons que la vérole peut être parfaitement guérie et que, convenablement traitée, elle s'épuise et disparaît. Malheureusement, aucun signe ne révèle cette terminaison heureuse; cependant, si l'incertitude à laquelle on est réduit, relativement à la guérison de la vérole, n'est pas un motif suffisant pour condamner au célibat tous ceux qui en ont été atteints, elle doit, au moins, réclamer la plus grande prudence. C'est pourquoi tout syphilitique doit se faire énergiquement traiter avant de contracter mariage.

Le docteur Fournier nous dit que tout individu atteint de syphilis, même légère, doit être traité pendant quinze ou dix-huit mois et qu'après être resté pendant une année sans être atteint d'aucun autre accident, peut être considéré comme guéri. On pourrait donc, à la rigueur, se marier, mais il serait prudent de se soumettre, pendant deux ou trois mois avant la noce, à un traitement mercuriel ; de cette façon, on aurait une sécurité de plus, ce qui n'est pas à dédaigner.

La gravité des retours de la vérole dans sa seconde période est démontrée par ces faits:

« Une jeune fille se marie, en parfait état de santé, avec un homme qui a pris la syphilis dans sa vie de garçon ; quelques mois plus tard, elle aussi se trouve en état de vérole par le fait de la contamination de son mari. Ou la contamination de la femme a eu lieu par un accident de retour survenu chez le mari après le mariage, ou il est le fait de la syphilis par conception. » Le premier cas est banal, le second est moins connu ; en voici un exemple cité par Gailleton:

« Une jeune fille de seize ans eut un seul coït avec un jeune homme affecté de syphilis depuis six mois, mais traité régulièrement et indemne de tout accident contagieux depuis un mois. Le lendemain même, ce jeune homme fut examiné par le docteur Gailleton, qui ne découvrit sur lui aucune lésion, ni sur le corps, ni sur les organes génitaux. Ce coït avait rendu la pauvre fille enceinte. Or, qu'arriva-t-il ? C'est, d'une part, qu'au bout de deux mois et demi, cette femme était affectée de violents maux de tête, bientôt suivis de l'explosion d'une syphilis générale, avec plaques muqueuses à la vulve. C'est, d'autre part, qu'elle accoucha neuf mois plus tard d'une petite fille qui, quinze jours après sa naissance, présentait des accidents non douteux de syphilis héréditaire.

Dans ce genre d'infection, la grossesse ne fait jamais défaut, et si la femme infectée sans chancre, si elle est devenue syphilitique au contact d'un homme qui ne présente aucun accident extérieur, c'est qu'elle a contracté la vérole de son enfant fait syphilitique par le père. La maladie a été importée par l'enfant dans le sein de la mère et communiquée à la mère par cet enfant.

Ainsi donc une femme saine est unie à un homme syphilitique ; tant qu'elle ne devient pas enceinte, elle reste indemne ; mais si elle devient enceinte, la vérole l'atteint aussitôt et l'enfant naît syphilitique ou, le plus souvent, meurt en naissant.

Cette sorte d'infection par conception est plus commune qu'on ne le pense et sa gravité est d'autant plus grande qu'elle est ignorée du malade. C'est ce que le docteur Fournier envisage comme suit: « On ne tient pas assez compte, dit-il, de la syphilis par conception, comme conséquence possible de l'union d'un sujet syphilitique avec une femme saine.

« D'une part, en effet, les malades (qui se font si souvent juger en leur propre cause, de par l'instruction sommaire qu'ils doivent à quelques conversations ou à quelques lectures) ne connaissent pas cette syphilis par conception et raisonnent de la sorte: — Quel dommage pourrais-je faire encourir à ma future femme? La syphilis, assure-t-on, ne se communique même pas par le sperme. Eh bien! je me surveillerai, et si le malheur veut qu'il me revienne quelque accident qui pourrait être contagieux, je m'abstiendrai, j'en serai quitte pour m'abstenir jusqu'à parfaite guérison. De la sorte, ma femme n'aura rien à redouter de moi. — Et ils se marient sur cette donnée. Les malheureux n'oublient que la syphilis par conception! »

L'étude de la blennorrhagie est aussi importante que celle de la syphilis, car il faut savoir que l'une comme l'autre de ces deux maladies peut être suivie de troubles graves sur l'organisme et qu'elles compromettent la puissance reproductive de la race; elle est encore très importante au point de vue de la santé publique, puisqu'elle rend inaptes au travail beaucoup de femmes.

La blennorrhagie est donc une maladie des plus sérieuses, alors qu'elle est crue bénigne par le public. Nous allons immédiatement nous expliquer là-dessus. Nous avons déjà dit que depuis la découverte du micro-organisme, le gonocoque, on a pu établir la dualité de la blennorrhagie; la chaudepisse sans gonocoque et la blennorrhagie vraie ou avec gonocoque; ce n'est que de cette dernière que nous voulons parler, car seule elle est contagieuse.

Chez l'homme, le traitement abortif de la blennorhagie est le plus souvent la cause de tous les désagréments dont il se trouve accablé plus tard. C'est cependant le cas de la plupart des jeunes gens qui veulent contracter mariage étant atteints de chaudepisse aiguë. La date de leur union est fixée, il faut agir vite et être guéri pour le jour de la cérémonie!

Nous ferons observer aux gens pressés que la prolongation souvent méconnue de la période contagieuse, même sous les apparences les plus bénignes, n'est pas une utopie et qu'il est très facile de propager l'infection à l'urèthre postérieur par le traitement abortif, que le traitement rationnel est précisément le plus populaire: — Il faut faire couler la chaudepisse! — Il faut traiter l'écoulement au début par des tisanes, dit-on; et ici on doit reconnaître que la vérité vient d'en bas. Mais, pour obtenir ce résultat logique, il faut du temps; mieux vaudra attendre que de s'exposer à bien des déboires ultérieurs, sans parler de la possibilité d'infecter sa femme dès les premiers jours du mariage.

Chez la femme, la diffusion et l'infection dans les organes de la sphère génitale est presque toujours certaine; elle s'effectue par la continuité des muqueuses en produisant des infections capables d'y survivre à l'état latent, et même isolément, sans lieu apparent avec le point d'origine.

« La blennorrhagie compte à son actif des psychoses sexuelles chez la femme de même que chez l'homme. Des conséquences fatales en cours de couches, des avortements, la perte possible de la vue chez les enfants. On voit beaucoup de femmes, après le mariage, souffrant de pertes blanches, de règles douloureuses, de pesanteurs lombaires. La blennorrhagie est toujours l'origine de ces méfaits qu'on a l'habitude d'attribuer aux premières batailles de la lune de miel ; c'est le mari qui est coupable, c'est à lui que sont redevables les dissentiments du ménage et autres conséquences plus fâcheuses encore. »

Une erreur très accréditée est que la goutte militaire ne peut se transmettre. Or, il est absolument démontré que la présence du gonocoque dans les muqueuses uréthrales reste toujours considérable.

Nous avons décrit les symptômes qui révélaient la présence du virus contagieux de la goutte militaire, il est donc facile de se rendre compte du danger que l'homme peut faire courir à sa future femme et de se soigner en conséquence.

————)o(————

# ARTICLES PERFECTIONNÉS POUR DAMES
## (TOILETTE INTEGRALE)

———————✳———————

**Injecteur Alpha-Syringe Enéma,** jet continu et puissant, silencieux, en écrin.
La pièce.................................... **10** fr.

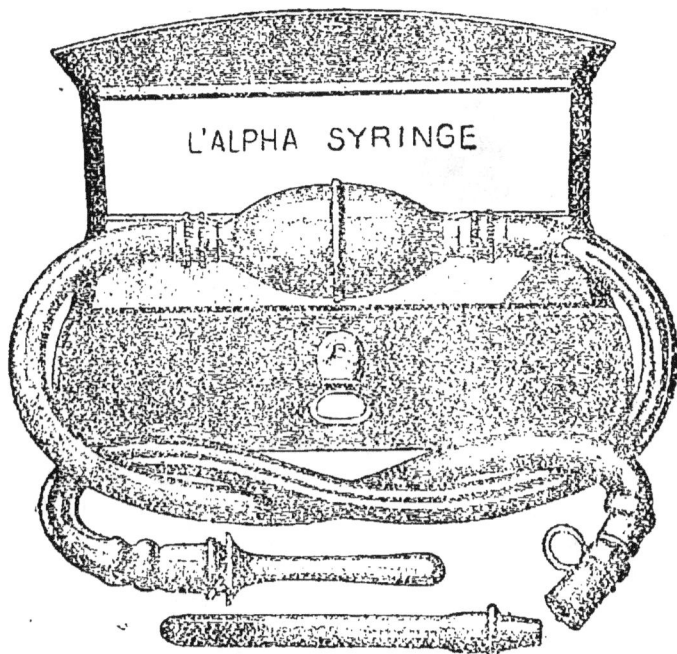

| | LA PIÈCE | |
|---|---|---|
| **Injecteur Enéma,** jet continu, très bon article... | **5** | »» |
| —       jet simple      —     ... | **3** | 50 |
| —       —      réclame........ | **2** | 90 |
| **Bock** 2 litres, caoutchouc pour voyage........ | **12** | 75 |
| — 2 litres, en verre, le plus hygiénique.... | **5** | 90 |
| — 2 litres, en émail nouveau inaltérable.... | **2** | 95 |

(Les bocks sont livrés complets avec caoutchouc et canule).

*Toutes les commandes doivent être adressées à :*
BERGÈS, 66, BOULEVARD MAGENTA. — PARIS.

# Préservatifs pour Dames

*Pessaires américains* en caoutchouc purifié et à bourrelet à air comprimé, garantis incassables.

## LE DISCRET (Pessaire occlusif)

Ce préservatif est sûr et commode, aussi le recommandons-nous à toutes nos clientes. Il ne gêne ni l'homme ni la femme.

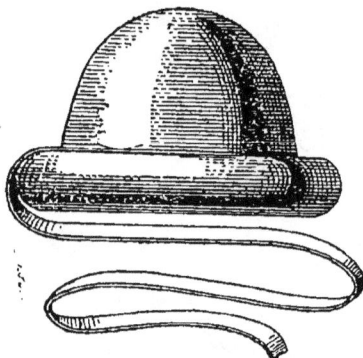

Il se fait en quatre dimensions : n° 1, petit; n° 2, moyen; n° 3, grand ; n° 4, très grand, en caoutchouc rouge ou noir, avec ou sans tirette.

On prend la grandeur qui convient le mieux, suivant la conformation de la femme.

Fig. 1

PRIX POUR TOUTES GRANDEURS :

En caoutchouc rouge ou noir, avec ou sans tirette
La pièce........................... **2 fr. 50** franco.

MODE D'EMPLOI. — Pour s'en servir efficacement, il faut d'abord plier en deux le préservatif en le serrant entre le pouce et l'index et l'introduire dans l'organe, le bourrelet passant le premier.

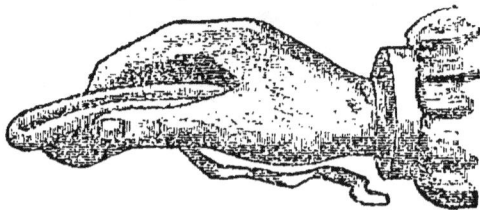

Fig. 2

Tout le monde peut se servir de ce préservatif, qui ne peut occasionner ni inflammation, ni maladie et qui est le plus économique de tous les préservatifs.

Pour le nettoyer, il suffit de le laver avec un peu d'eau.

*Toutes les commandes doivent être adressées à :*
BERGÈS, 66, BOULEVARD MAGENTA. — PARIS.

# VII

## Dangers des excès sexuels

Le sperme étant la sécrétion la plus importante de l'économie générale, puisqu'il est destiné à communiquer la vie qu'il doit encore entretenir pour ainsi dire la vie de l'individu, il faut qu'il soit résorbé en partie, pour porter une vigueur toujours nouvelle aux fonctions vitales et contribuer, par là, à la prolongation de l'existence.

L'abus empêche cette résorption si nécessaire à la santé et provoque, en outre, une sécrétion trop abondante qui se fait au détriment des autres et épuise le corps.

Toutes les évacuations d'humeur se font, à l'état de santé, avec facilité, sans réaction sur l'organisme. Il n'en est pas de même de celle du sperme ; il faut un ébranlement général, une convulsion de toutes les parties, une accélération du mouvement vital, pour lui donner une issue.

Il ne faut donc pas être surpris que l'acte charnel, exigeant une si grande dépense de vitalité,
devienne, par cela même, nuisible au plus haut
degré lorsqu'on le réitère abusivement.

Un caractère propre aux maladies issues des
excès voluptueux, c'est l'état chronique. Elles
ont une marche lente et progressive et présentent tous les types d'une altération profonde.

Au début, le corps ayant besoin de réparation,
il se produit une augmentation d'appétit, les di-
gestions se font rapidement, mais cela ne dure
pas. L'estomac devient le siège de sensations pénibles et douloureuses. Lorsque la fonction di-
gestive est troublée, d'autres troubles de l'organisme ne tardent pas à se manifester. L'amaigris-
sement est un des effets les plus constants des
abus vénériens.

Des dispositions individuelles engendrent
pour chacun une série de maux particuliers;
chez les uns, l'affaiblissement porte sur les organes respiratoires; chez d'autres, les symptômes
anémiques prédominent. Il y a affaiblissement,
prostration des forces, essoufflement, palpita-
tions et névroses. La sensibilité du système nerveux, qui n'est plus modérée par la richesse du
sang, s'exalte et détermine des névralgies violentes et interminables.

Les fonctions de la circulation étant activées
par les émotions fréquentes et les ébranlements
répétés du coït, il survient des abattements du

cœur qui déterminent des lésions de cet organe, comme aussi ils prédisposent les sujets sanguins à l'apoplexie et à la paralysie.

On a placé, avec raison, les excès voluptueux parmi les causes de ces affections, et la plupart des morts subites pendant le coït, sont dues aux épanchements de sang dans le cerveau ou à la rupture d'un anévrisme. Ces cas ne sont pas aussi rares qu'on pourrait le croire dans les maisons de tolérance.

Les maladies de la moëlle épinière ont souvent été reconnues chez les débauchés· Nombreuses sont aussi les maladies génito-urinaires qui peuvent survenir par les excès vénériens.

Les excitations permanentes de la sensibilité, la déperdition incessante des forces vitales, tout concourt chez le voluptueux à l'ébranlement du système nerveux: spasmes, tremblements, convulsions, épilepsie, paralysie, contracture des membres, abberration de l'ouïe et de la vue.

· Chez certaines personnes névrosées, les phénomènes d'épuisement se manifestent aussi dans le domaine de l'intelligence et du sentiments, comme dans toutes les conditions de fatigue.

Chez les vieillards, on en voit qui ne savent pas plus résister que les jeunes gens aux périlleuses jouissances et qui, pour mieux exciter leurs sens émoussés, ont besoin d'aiguillons puissants, et ils les demandent à la jeunesse, à la fraîcheur, à la beauté, aux grâces et à la variété.

Pour attiser un feu éteint, il n'est pas de manœuvres qu'ils n'emploient, quelque coupable soient-elles. Outre les maladies redoutables et la marche hâtive et précipitée de la vieillesse, ils ont à craindre la mort subite, résultat d'émotions désordonnées et d'efforts considérables.

L'influence des excès vénériens dans la production des pertes séminales involontaires était déjà connue d'Hippocrate :

— « La consomption dorsale, dit-il, survient principalement aux nouveaux mariés et aux libertins. »

Comment agissent les excès vénériens dans la production des pertes séminales ? Est-ce par influence de l'habitude ? Est-ce en amenant l'atonie, le relâchement des parties ? On doit tenir compte sans doute de ces modes d'action, mais il en est un bien plus constant et bien plus puissant que l'on doit connaître.

Les phénomènes locaux qui suivent immédiatement le coït peuvent être modifiés par les circonstances qui l'ont précédé ou accompagné ; mais ils portent toujours le caractère d'une augmentation d'action dans les organes sexuels. Les effets qui en résultent peuvent être rapportés à l'excitation, à l'énervation et même à l'inflammation.

Lorsque les organes sont sains, lorsque les actes sont en rapport avec les besoins, il y a seulement effet tonique ou excitant ; le sperme est

fourni plus abondamment, e et retenu plus énergiquement dans les vésicules séminales ; c'est le
premier résultat de la transmission des impressions à la glande du canal excréteur. Cet effet tonique est facile à constater, par ce qui arrive toutes les fois que des rapports habituels cessent
tout à coup et qu'ils ne recommencent qu'après
un temps très long. Les premiers jours de continence sont plus difficiles à supporter et les premiers actes qui suivent une très longue inaction
sont les moins énergiques. Le coït dans les proportions et les circonstances convenables, est
donc l'excitant normal des organes génitaux ;
c'est le plus favorable à la plénitude de leurs
fonctions.

Il n'en est pas ainsi des abus ; c'est surtout la
fréquence qui est pernicieuse ; jamais alors il ne
se produit d'effet tonique. C'est pourquoi le coït
remplace avec avantage toutes sortes de pertes
séminales, soit masturbation, soit autres manœuvres.

C'est également parce que le coït agit toujours
d'une façon excitante sur les organes génitaux,
qu'un seul acte peut avoir des suites fâcheuses
quand ces parties sont déjà dans un état d'irrita-
bilité, soit qu'ils dépendent d'une ancienne blennorrhagie, de la masturbation, ou d'excès de
boissons, etc.

Supposons maintenant les organes sains, mais
soumis à des actes plus rapprochés que ne le

comportent les besoins réels de l'individu. Ces excès seront d'autant mieux supportés qu'ils seront les premiers, qu'ils n'auront pas été précédés par aucune inflammation ou irritation, que le tissu sera dans un complet état d'intégrité. C'est ainsi qu'il faut comprendre la réputation des novices en pareille matière, car l'inaction absolue ne fortifie pas plus les organes génitaux que les autres, seulement ils sont d'autant plus disposés à s'affecter qu'ils l'ont été plus souvent.

Pour peu que les excès soient portés très loin ou qu'ils durent longtemps, l'excitation augmente, et les premiers symptômes d'irritation se manifestent. Il survient de l'ardeur dans le canal, surtout pendant l'émission des urines ; celles-ci sont plus abondantes, rendues plus fréquemment, quelquefois avec un chatouillement qui n'est pas toujours pénible, l'ouverture de l'urèthre est rouge, la vivacité du plaisir diminue.

Plus tard, l'éjaculation s'opère avec promptitude ; le sperme est souvent sauguinolent. L'irritation s'étend à la prostate. Les cordons spermatiques et les testicules deviennent douloureux, sensibles à la moindre pression, ils ont besoin d'être supportés par un supensoir.

Il importe beaucoup de signaler les phénomènes qui peuvent indiquer le début de l'irritation, parce qu'il en résulte dans le principe des érections plus fréquentes, plus énergiques, qui font croire à une vigueur à des besoins qui n'existent pas et qui portent à de nouveaux excès, dans un moment où il serait urgent d'y mettre un terme.

Le besoin fréquent d'uriner est un des précurseurs les plus ordinaires des pertes séminales involontaires provoquées par les excès vénériens.

Les érections après avoir été fréquentes, prolongées, importunes, deviennent rares, incomplètes et peu durables ; l'éjaculation qui se faisait longtemps attendre, s'opère ensuite avec promptitude, cette précipitation augmente bientôt et arrive au point que l'intromission est à peine possible. Les sensations changent aussi d'une manière remarquable, une certaine acuité douloureuse, indéfinissable, se mêle d'abord au plaisir ; ensuite il s'affaiblit progressivement et se réduit à presque rien. L'acte est insignifiant, décoloré et cependant très fatigant.

Lorsque les changements commencent à se manifester, si les rapports sexuels étaient suspendus ou très éloignés, le mal pourrait encore s'arrêter, mais il est rare qu'il en soit ainsi. Les jeunes mariés surtout, sont sur une pente au milieu de laquelle ils ne peuvent guère s'arrêter. Ils ne se livrent plus aux mêmes excès ; mais ils vont aussi loin qu'ils peuvent, et quoiqu'ils restent bien loin dan sleur début, c'est toujours beaucoup trop, parce que les organes ne sont déjà plus dans les mêmes conditions.

D'un autre côté, ceux qui ont assez de force, de volonté pour s'imposer une continence sévère, voient souvent survenir des pollutions nocturnes qui les font renoncer à leurs projets.

Cependant l'économie s'affaiblit ; les malades s'observent d'autant plus fréquemment qu'ils sont moins sollicités par les organes génitaux ; leurs pollutions nocturnes diminuent, disparaissent même complètement, parce qu'elles sont remplacées par des pollutions diurnes. Ils se soumettent à une continence de plus en plus rigoureuse et ne trouvent aucun amendement ; alors ils finissent par croire que c'est l'altération de leur santé qui a produit la diminution de leur puissance virile.

Combien de fois les rapports sexuels peuvent-ils exister entre époux pour contenter l'un et l'autre époux sans tomber dans l'excès et nuire à la santé des conjoints ? Il est difficile dans cette question de procéder par généralités, car, surtout pour l'homme, tout dépend des tempéraments.

Certaines femmes sont extrêmement friandes du coït, d'autres ne le supportent qu'avec froideur. Au point de vue physique, à moins de névrose, il est évident que la femme peut se livrer tous les jours au coït, sans éprouver de surmenage, mais beaucoup ne pourraient supporter ce régime au point de vue moral.

Certains hommes peuvent s'accoupler tous les jours et même plusieurs fois par jour, mais ceci est excessif et en somme anormal, par conséquent dangereux. On a taxé à deux, trois ou quatre fois par semaine, le maximum des rapports sexuels que l'homme peut avoir. Ce chiffre est excessif à notre époque où le travail mental et les sports tiennent une large place et absorbent une quantité considérable des forces humaines. Il ne faut pas oublier que si la femme dépense dans la maternité une somme énorme de ses forces vitales, le coït ne lui cause qu'un léger ébranlement nerveux et nulle déperdition ; au lieu que l'homme, comme nous l'avons déjà dit, éprouve une perte de semence qui, souvent répétée, doit nécessairement l'affaiblir.

La cohabitation conjugale, la facilité du coït et la tentation perpétuelle du même lit, est l'écueil contre lequel vient se briser la demi-chasteté qui, en réalité, serait nécessaire à l'homme pour conserver longtemps sa vigueur physique et intellectuelle.

Les excès sexuels déterminent quelquefois des affections érotiques chez l'homme, c'est le satyriasis. Cette hideuse affection est caractérisée par une irritation continuelle des parties génitales et par une lubricité dégoûtante qui demande à être incessamment satisfaite. On croit que cette maladie a son siège dans le cervelet et que de là elle s'iradie au système génital. Une fois ce système envahi, l'individu devient méconnaissable, son imagination ne se nourrit que d'idées lascives, son sommeil est plein de rêves érotiques et fréquemment interrompu par des pollutions. Au réveil, le corps se trouve épuisé, mais les désirs augmentent d'intensité ; la face est rouge, la bouche écumante, l'œil étincelant. En proie aux ardeurs de la chair, obsédé par une insatiable salacité, le satyriaque se livre à des propos orduriers, à des actes obscènes et cherche par n'importe quels moyens à assouvir sa passion brutale.

La nymphomanie est à la femme ce que le satyriasis est à l'homme ; seulement, la femme vivant plus que l'homme sous la dépendance de son système génital, la nymphomanie s'observe plus fréquemment que le satyriasis. Cette affection dépend à la fois de l'activité extrême du cerveau et de l'exaltation vitale des organes génitaux.

Si les excès sexuels peuvent déterminer la nymphomanie, le contraire peut en être aussi la cause ; le célibat forcé, l'aspiration aux jouissances vénériennes sans pouvoir les satisfaire, les souvenirs voluptueux toujours présents à la mémoire, comme aussi l'usage stimulant des organes génitaux.

Les symptômes sont la tristesse, l'isolement, la turgescence et le prurit des organes. La nymphomane s'efforce d'abord de résister aux brûlants désirs qui l'assiègent ; mais ne pouvant les maîtriser, elle s'isole pour les satisfaire ; lorsqu'elle se trouve en présence d'un homme, sa raison s'égare, sa volonté, sa pudeur s'évanouissent ; elle brave toutes les convenances, rien ne l'arrête, ses gestes et son langage ne connaissent plus de bornes. Alors ses parties sexuelles se gonflent, s'enflamment et laissent couler des mucosités abondantes.

Les femmes douées d'une riche organisation génitale, qui vivent incessamment avec l'idée prédominante du coït et qui cherchent vainement à satisfaire le désir qui les dévore, sont menacées de la fureur utérine. Si les désirs sont satisfaits, la maladie ne se déclare point, jamais on a vu la nymphomanie s'abattre sur les filles qui donnent cours à leurs penchants amoureux.

Chez la femme comme chez l'homme, l'appétit vénérien surexcité est, de tous les appétits, le plus capricieux, le plus irrégulier, le plus soumis aux influences perturbatrices du genre de vie, des penchants moraux et intellectuels. Ces affections troublent l'économie, conduisent à des excès compromettants pour la santé et pour la vie et parfois prennent un caractère d'irrésistibilité qui menace alors la sécurité d'autrui et les mœurs.

La suractivité physique et morale qui accompagne l'éréthisme génésique, s'accompagne quelquefois d'actes de violence. C'est ce qu'on nomme l'ivresse érotique. Certains individus éprouvent, à la dépression consécutive de l'acte sexuel, une véritable antipathie qui peut être assez intense pour se manifester par des violences.

Le coït excessif peut provoquer l'épilepsie. Le docteur Féré dit que « l'éréthisme général qui accompagne les excitations peut déterminer un certain nombre d'accidents liés aux conditions physiques du complexus: tremblement local ou général, crampes, grincements de dents, toux, éternuements, borlorygmes, éructations, émissions de gaz intestinaux. » On a cité un grand nombre de femmes qui vident leur veine à chaque rapport sexuel.

Il existe aussi une affectation assez rare et des plus étranges, observée et décrite par plusieurs auteurs, c'est le *spasme* ou *tympanite de la matrice*. Cette singulière névrose donne lieu à des explosions de gaz, semblables au bruit que font les gaz de l'estomac et des intestins à leur sortie. C'est en raison de cette similitude qu'on les a nommés *rot vaginal, éructation de l'utérus*.

Le rot vaginal est regardé comme le résultat du spasme de la matrice, chez certaines femmes hystériques travaillées par l'imagination ou le besoin sexuel. Tout le système génital frémit, entre en érection ; le vagin et le col de la matrice se dilatent, la vulve s'entr'ouvre et l'air extérieur pénètre dans la cavité utérine. Lorsque la détente succède au spasme, le col se referme et si alors survient un coït, les contractions voluptueuses chassent cet air emprisonné qui s'échappe avec bruit.

Les anciens auteurs ont signalé le danger du

coït pendant le travail de la digestion ; chez certains individus, le coït après le repas provoque
un épuisement des activités gastriques et tous
les phénomènes de l'indigestion.

L'orgasme génital est suivi souvent d une diminution brusque de la température artérielle qui
peut amener la syncope et la mort. Nous avons
connu un homme qui éprouvait une sensation ef-
royablement douloureuse derrière la tête, à la
suite du coït, il se sentait menacé de mort et restait quelques instants inconscient.

On observe des cas de paralysie momentanée
chez certains individus après le coït, chez les hystériques les cas ne sont pas rares.

Il arrive chez certains tempéraments névroses
des phénomènes d'épuisement dans le domaine
de l'intellect et du sentiment. Après la satisfaction du besoin, certains individus éprouvent
pour leur partenaire un sentiment contraire, leur
sympathie fait momentanément place à un sentiment qui peut varier du dégoût jusqu'à la
haine.

————)o(————

## ARTICLES A USAGE MIXTE
### POUVANT SERVIR A L'HOMME OU A LA FEMME

## LE ROBUSTE

Ce préservatif en caoutchouc fort peut faire au moins 100 usages ; il convient aux personnes se déplaçant souvent. Pour l'homme, il se place comme les articles précédents ; si la femme veut l'employer comme préservatif il faut le rouler sur son bourrelet et ensuite l'introduire dans le vagin comme il est expliqué à l'article *Pessaire occlusif*.

En caoutchouc moulé genre « *Mignon* », mais en quadruple épaisseur.

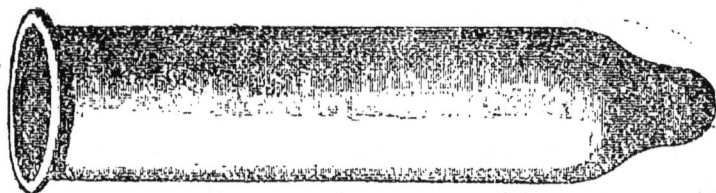

La pièce...................................... **3** fr. **50**
Les 3 pièces.................................. **9** fr. **50**

————————— ✳ —————————

# TRIUMPH

### EN FEUILLE ANGLAISE ASEPTISÉE ET FINE
### INDECHIRABLE, RESISTANT, SOUPLE, INUSABLE

La pièce...................................... **3** fr. »»
Les 3 pièces.................................. **8** fr. »»

| | 1 | 2 | 3 |
|---|---|---|---|
| GRANDEURS : | Petite | Moyenne | Grande |

### AVIS IMPORTANT

Tous les Préservatifs ci-dessus sont à bague de serrage normal, c'est-à-dire qu'ils ne compriment pas l'organe, défaut capital d'un très grand nombre d'appareils.

Ils peuvent se conserver *UN AN* avant usage, à condition de les placer à l'abri du soleil et de la chaleur.

### Vendre bon pour faire grande vente
#### EST LE SEUL MOYEN POUR POUVOIR VENDRE BON MARCHÉ

*Toutes les commandes doivent être adressées à :*

BERGÈS, 66, BOULEVARD MAGENTA. — PARIS.

## VIII

## La prudence en amour et la contrainte physique

Telle que l'humanité est aujourd'hui, il est absurde de vouloir exiger que l'homme et la femme observent dans l'union conjugale, une chasteté outrée. D'un autre côté, il est absolument impossible aussi que la femme enfante à chaque fois qu'elle a des rapprochements avec son mari, ce à quoi elle s'expose toujours, lorsqu'elle est en bonne santé. Pendant les vingt ou vingt-cinq années qu'une femme est féconde, elle ne saurait mettre un enfant au monde, l'allaiter et l'élever en de bonnes conditions. Et ne le pourrait-elle, il serait souvent impossible au père d'instruire, de nourrir une famille aussi nombreuse.

Il est aussi à remarquer qu'on ne peut contraindre à un célibat absolu des sujets souffreteux, affligés de tares héréditaires, et cependant il est peu logique qu'il leur soit permis de mettre au monde une descendance défectueuse.

Si donc la postérité doit rationnellement être limitée, il faut opter entre les deux moyens au pouvoir de l'homme, observer une chasteté absolue, ou régler les conceptions en prévenant celles qui seraient intempestives, par des moyens préservatifs.

On dira sans doute qu'en faisant ainsi, l'humanité risque fort de disparaître. C'est exagérer, car les moyens préservatifs souvent causent tant d'ennuis et de gêne que les couples transgresseront toujours suffisamment les lois de la pudeur. Il est aussi à remarquer que l'enfant n'est, la plupart du temps, redouté que parce que l'on craint une trop nombreuse famille, et les époux sont rares qui ne souhaitent pas quelques rejetons pour une foule de raisons.

Le docteur Pouchet nous apprend que la fécondation offre un rapport déterminable et constant avec la menstruation et qu'il est facile de préciser rigoureusement. Chez la femme, l'époque intermenstruelle ou la conception est physiquement possible ou impossible. Voici les données expérimentales qui servent de base au système de l'auteur.

Le moment des règles est une véritable ponte d'ovules. Chaque monstruation est l'indice de la maturité d'un ovule ou œuf qui s'échappe par suite de la rupture d'une vésicule ovarienne. Cet ovule est alors saisi par le pavillon de la trompe qui, par ses contractions, le fait descendre le long de son conduit jusque dans la matrice. Ce transport plus ou moins rapide, dure généralement deux ou six jours. Tout œuf qui reçoit pendant ce trajet le contact du fluide séminal est fécondé, reste et se développe dans la matrice. Dans le cas contraire, l'œuf non fécondé sort de la matrice avec les dernières gouttes du sang menstruel, ou très peu de jours après. L'espace de temps nécessaire à l'expulsion de l'ovule des voies utérines varie selon les différentes femmes, et pour la même femme selon différentes circonstances ; mai sil ne dépasse pas, en général, huit jours, à partir du moment des règles.

Il est évident que la conception n'est possible que pendant les jours qui précèdent et suivent la menstruation ; à toute autre époque, le liquide séminal ne peut rencontrer de germe.

Or, la vésicule de l'ovaire se développe quelques jours avant la menstruation, s'ouvre au moment des règles et laisse échapper l'ovule, le transport par les trompes peut durer de deux à six jours ; mettons un jour ou deux pour le séjour de l'œuf dans la matrice. On voit qu'il est rigoureusement possible que le liquide séminal rencontre un germe libre pendant huit jours à partir de la période menstruelle. Ne manquons pas d'ajouter, pour être en garde contre toutes chances de surprises, qu'un ovule peut être fécondé par un coït antérieur de deux ou trois jours ; on sait, en effet, que le liquide spermatique peut conserver ses vertus fécondantes pendant plus de trente heures, puisque les spermatozoïdes ont été trouvés vivants dans les conduits des trompes deux ou trois jours après le coït.

Il résulte de tout ce qui précède que les rapprochements sequels seront inféconds pendant tout le temps que sépare la chute de l'œuf, d'une nouvelle période menstruelle; la conception n'est possible que pendant diq à douze jours au maqimum, et pendant trois ou quatre jours au minimum, à partir du moment des règles. C'est, en définitive, du deuxième au dixième jour après la fin des règles que paraissent se réunir toutes les conditions organiques propres à favoriser la rencontre du liquide séminal et de l'ovule et, par conséquent, la fécondation.

La théorie du docteur Pouchet semble fondée sur des observations et des expériences qui défient les objections et qui touchent de près à la certitude. Qu'opposer à des faits que l'on voit, que l'on touche, et qui se déploient dans un ordre régulier et constant sous le contrôle défiant de l'expérience et de l'observation? Néanmoins nous ne croyons pas cette théorie absolue, et, bien que vraie en général, on a l'occasion d'y constater, dans la pratique, de nombreuses infractions. Ainsi, cretaines femmes peuvent devenir mères à tous les instants de la période intermenstruelle, soit que l'excitation du coït amène la chute d'un œuf avant le terme ordinaire, soit

que le sperme qui séjourne dans le vagin conserve plus longtemps qu'on ne le suppose ses
vertus prolifiques.

Le docteur Forel, dans sa question sexuelle
exposée aux gens cultivés, donne les indications
suivantes sur la valeur des préservatifs courants:

« On se sert d'éponges imbibées d'un désinfec-
tant et que la femme place tout au fond du vagin
avant le coït. Elles sont munies d'un petit cordonnet de soie qui permet de les retirer plus facilement. Ces éponges ne sont pas des plus sû-
res, car la semence s'écoule très facilement à côté
et peut alors entrer, malgré elles, dans la matrice.
En tous cas, elles doivent être suffisamment larges et avoir la forme d'un hémisphère creux.

« Les pessaires occlusifs valent à peine mieux,
ce sont des anneaux fermés par une membrane
en caoutchouc que la femme introduit au fond
du vagin et tend devant le col de la matrice
avant chaque coït, ou tout au moins après chaque menstrue. Il suffit qu'ils soient mal intro-
duits ou qu'ils se déplacent d'un côté pendant le
coït, pour que leur effet préservatif devienne illu-
soire. En outre, ils n'enlèvent pas la semence du
vagin.

« Un moyen utilisé par l'homme est ce qu'on
appelle le coït interrompu: l'homme retire son
pénis du vagin un instant avant l'éjaculation.
Cette pratique est fort désagréable, elle n'enlève
pas seulement la jouissance, mais encore directe-

ment l'éjaculation et n'est même pas sûre. On peut se retirer trop tard, puis surtout quand la semence se répand entre les jambes, il peut s'en introduire une petite partie à l'orifice du vagin et cela seul peut, en certains cas, suffire à provoquer une conception.

« Le moyen le plus simple et le plus approprié au but est de revêtir la verge en érection d'une membrane imperméable en forme de doigt de gant. La semence demeure alors dans ce sac membraneux.

« On appelle ces membranes préservatifs ou capotes anglaises. On se sert beaucoup de capotes en caoutchouc mince, dont l'ouverture est pourvue d'un anneau plus épais et rétréci qui empêche le glissement, etc.

« On fera bien de se retirer du vagin avant que la verge soit complètement relâchée et de saisir soigneusement la capote et l'anneau entre deux doigts en se retirant. La conception exceptée, le coït se passe ainsi d'une façon entièrement normale pour la femme comme pour l'homme, et les sensations voluptueuses ne sont pas plus troublées pour l'un comme pour l'autre. »

Comme conclusion à ce chapitre, nous dirons que c'est une grossière erreur de croire que la dépopulation est due à la contrainte physique et que le vice est surtout la raison de cette pratique. C'est dans les conditions du mariage qu'il faut chercher les causes de stérilité ; il n'y a, pour s'en

rendre compte, qu'à démontrer l'inégalité prolifique des races anglo-saxonne et française en en
faisant ressortir la raison.

Parvenu à l'âge pubile, quelle est la pensée do·
minante, quel est le désir et le but de l'Allemand
et de l'Anglais ? C'est d'associer une compagne
à sa destinée, c'est de se marier ! Il se marie pour
se donner un aide dans les luttes de la vie, pour
partager ses joies et ses peines, pour conquérir
en commun la fortune: le mariage est pour eux
un moyen et un but.

Contracté dans de telles conditions, le mariage donne une égale satisfaction aux exigences
de la société et aux vœux de la nature ; les époux
se donnent réciproquement tout entier l'un à
l'autre, et mettent en commun des instincts, des
sentiments, des aptitudes et des besoins du même
ordre. A l'union des âmes et de la satisfaction des
sens, correspond l'harmonie des âges, qui détermine l'attrait réciproque des sexes et garantit à la
foi la fécondité du travail et de l'amour. De là ces
grandes familles anglo-saxonnes, qui semblent
accuser, dans leurs auteurs, le privilège d'une
vertu prolifique exceptionnelle.

Il n'y a pourtant là ni privilège, ni mystère ;
tout le secret consiste dans les unions assorties ;
la fécondité de ces mariages tient exclusivement
à l'emploi productif et au concours des périodes
de la vie, marqués dans les deux sexes par la pré-
dominance de la puissance prolifique. Il n'est pas

plus étonnant de voir de nombreux enfants sortir
d'une union conforme aux rapports harmoniques
des âges, que de voir pousser de riches moissons
dans des champs auxquels on a livré d'abondantes et fécondes semences.

En France, l'âge nubile n'est pas pour nous
l'époque naturelle du mariage ; nous ne son-
geons pas à choisir pour compagne pour partager nos travaux et nos chances, pour conquérir
avec elle la fortune, nous voulons une femme
bien dotée, qui nous donne le repos. Le mariage
n'est pas un moyen pour nous, c'est un but. De
son côté, la femme tient le même raisonnement:
il lui faut un mari qui la pose honorablement
dans le monde, si c'est elle qui apporte une
bonne dot.

L'ajournement du mariage est la conséquence
naturelle de notre vanité ; à moins que, favorisés
par le hasard, nous rencontrions un riche parti,
nous sommes condamnés pendant de longues années au travail solitaire et la vie s'use ainsi dans
l'attente. Et lorsqu'alors une occasion se présente, on s'aperçoit que si la fortune est enfin acquise, l'âge s'oppose à la paternité. Ce sont ces
causes qui opposent un invincible obstacle à la
fécondité des unions matrimoniales et à l'accrois-
sement de la population.

Les mariages tardifs et les choquantes inéga-
lités qui se remarquent si souvent dans l'âge des
conjoints, voilà les deux principales causes qui

limitent, en France, l'essor naturel de la procréation. L'âge de la virilité est long chez l'homme et remplit toute l'intervalle qui sépare la puberté de la vieillesse ; mais cet âge, à son apogée, qui ne dépasse guère une quinzaine d'années, comprise entre vingt et quarante ans. Ce sont là de vigoureuses années que la nature réclame au profit de l'espèce et que la société nous fait perdre par ses indignes préjugés.

Il est évident que si l'on marie une fille de dix-huit à vingt ans à un homme de vingt-quatre à vingt-cinq, la brutale impulsion des sens est plus forte que le raisonnement et les enfants sont tout d'abord procréés. De sorte que ce n'est pas trop présumer que de dire que, dans ces circonstances, l'homme jusqu'à trente-cinq à quarante ans, et la femme, jusqu'à trente ou trente-trois ans, donnent le jour à cinq ou six enfants.

Si le mariage se fait entre une femme de vingt à vingt-cinq ans avec un homme de trente-cinq à quarante ans, la puissance génératrice est au moins affaiblie chez le mari par le progrès de l'âge, quand ce n'est pas aussi par les maladies et les excès ; de plus, le calcul de la part de l'homme aussi bien que de la femme, vient facilement mettre une entrave aux faibles entraînements des sens, de sorte qu'un ou deux enfants sont à peine faits dans de semblables unions !

Parmi les moyens physiologiques de stérilité volontaire, il y a l'ovariotomie et la castration.

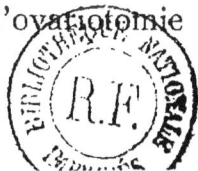

7

L'ovariotomie, c'est-à-dire l'enlèvement des ovaires, constitue pour la femme (en dehors des nécessités chirurgicales) une fantaisie de dégénérée. En plus de la perpétuité, ce moyen présente des inconvénients sérieux. Des troubles nerveux et cardiaques, des névralgies, des dispositions à l'obésité, et une modification notoire de la féminité qui fait place à des apparences de virilité, sont les conséquences les plus ordinaires de l'ovariotomie.

Quant à la castration, c'est un moyen radical certainement, mais qui ne supporte pas l'examen pour l'homme qu'il transforme en un être impropre au rapprochement sexuel. Il ne viendrait à personne l'idée de se faire châtrer pour devenir infécond.

L'éjaculation lors des organes génitaux de la femme est tout simplement le péché d'Onan dont parle la genèse. S'il met la femme à l'abri de la fécondation à condition qu'aucune parcelle de liquide séminal ne vienne, même après un attouchement fortuit, en contact avec ses organes sexuels, il prive l'homme et la femme de la satisfaction légitime qu'ils sont en droit de rechercher dans l'accouplement et devient ainsi peu à peu une cause de frigidité et d'aversion. Il paraît suffisant d'ailleurs que l'étreinte y perde la plus grande partie de son charme pour déconseiller d'y recourir d'une manière constante. Le retrait de l'organe mâle s'opérant brusquement au moment même où la femme, ordinairement en retard sur l'homme, va éprouver le spasme voluptueux, constitue un véritable danger pour celle-ci ; son excitation, au lieu de s'apaiser naturellement, est, au contraire, augmentée par la non satisfaction de ses désirs ; c'est un leurre, une déconvenue qui, souvent répétée, amène un ébranlement de tout son organisme et peut conduire à des manœuvres solitaires.

# PRESERVATIFS EN CAOUTCHOUC DILATE

### ARTICLE RECOMMANDÉ

# LE PROTECTEUR DE MALTHUS

### (MARQUE DÉPOSÉE)

Protecteur de qualité supérieure, cet article est empaqueté très soigneusement et scellé du cachet Marque de Fabrique. Cet emballage lui permet de se conserver très longtemps à toutes les températures.

*Recommandé pour les Colonies et les Pays chauds*

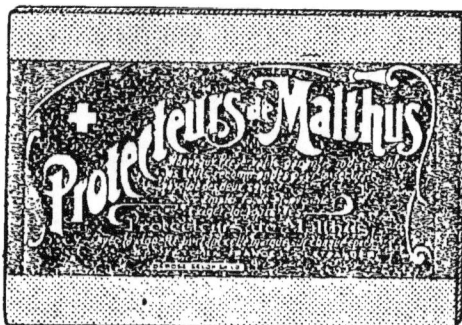

PRIX

La pochette d'une douzaine.................... **4 fr.**

---

# ATTENTION !

# NÉCESSAIRE DE POCHE

Contenant 4 étuis-cigarettes dans une superbe boîte métal blanc, imitation argent, **Préservatifs**, roses ou blancs, qualité extra, caoutchouc pur para et soie, article que nous recommandons spécialement pour sa qualité de finesse, ses dimensions minuscules et l'élégance de sa luxueuse présentation.

**Prix de Réclame**............................ **1 75**
Par deux boîtes................................ **3 25**

*Toutes les commandes doivent être adressées à :*

BERGÈS, 66, BOULEVARD MAGENTA. — PARIS.

# X

## Comment se fait un enfant ?

Cette question paraîtra banale ; mais ici nous voulons parler de la procréation d'un enfant sain et vigoureux. Or, quand l'occasion se présente, il est rare que les parents y apportent une attention absolue et qu'ils s'y appliquent comme un artiste à son œuvre capitale. On ne pense pas alors à l'enfant qu'on va créer, il est même extraordinaire qu'on s'y prépare. Or, il faut savoir faire des enfants si on veut les avoir beaux et forts.

En premier lieu, il ne faut se mettre en état de procréer qu'en bonne santé, non seulement au physique, mais encore au moral ; il faut procréer dans le calme, le bonheur, comme l'a dit Fédoré, et savoir quelle est l'époque du coït fécond ; c'est certainement cette dernière considération qu'il importe surtout de faire connaître. Nous considérerons d'abord en quoi consiste la fécondation.

La fécondation consiste dans la rencontre d'un ovule féminin avec un spermatozoïde masculin. Porté dans les organes de la femme par l'éjaculation, le sperme chargé de germe chemine du côté de l'ovaire. A un moment donné, un spermatozoïde prend contact avec l'ovule, y pénètre et le féconde. L'ovule descend ensuite dans la matrice, s'y implante et progresse jusqu'à l'éclosion finale.

L'ovule est une cellule produite par l'ovaire, c'est un noyau paraissant inerte qui croît, mûrit et se détache de sa gaine qui l'implante dans l'ovaire ; cette évolution dure environ vingt-huit à trente jours. Sa chute est accompagnée d'une congestion locale d'où s'ensuit un fluide sanguinolent qui constitue les règles ou menstrues. L'ovule met environ deux ou trois jours pour cheminer de l'ovaire où elle a pris naissance au dehors des organes générateurs, s'il n'est pas fécondé. La femme ne produit des ovules que douze ou treize fois par an, et chaque fois elle ne donne qu'un seul ovule en général, car exceptionnellement, elle peut en donner deux, trois, quatre ou cinq.

Les spermatozoïdes constituent la semence mâle, elle est presque illimitée, contrairement à celle de la femme, qui ne se renouvelle que mensuellement. Les spermatozoïdes et le sperme s'élaborent dans les testicules et parviennent aux vésicules séminales, ou sorte de réservoir, en attendant leur émission au dehors. Le sperme est formé de différents liquides dans lesquels nagent les spermatozoïdes. Ces animalicules se présentent sous la forme de filaments composés d'une tête aplatie et d'une queue ; leur longueur est de 5 centièmes de millimètre ; grâce à leur queue, les spermatozoïdes ondulent et avancent à raison de quatre à cinq millimètres par minute. Cette marche leur permet de traverser le vagin, la matrice, et de rencontrer l'ovule à mi-chemin entre la matrice et l'ovaire ; ils parcourent environ une diazine de centimètres. Mais il n'en est pas toujours ainsi, bien des obstacles s'opposent à une progression aussi rapide ; aussi la nature prévoyante leur a-t-elle donné une vitalité de deux à trois jours, comme à l'ovule.

Pour vivre et se développer, ovules et spermatozoïdes ont besoin de beaucoup de chaleur et d'un milieu ambiant nourricier qui doit être alcalin. C'est pourquoi une injection froide et acide après le coït tue infailliblement les spermatozoïdes, si elle parvient à désagréger le sperme qui les tient enfermés.

La fécondation est un fait capital, son but étant la reproduction de l'espèce, aussi l'abstention de cet acte doit être considédée comme anormale. C'est pourquoi la nature a doublé la fonction sexuelle de la jouissance la plus vive que l'on connaisse.

La procréation nécessite le rapprochement des

sexes, vers l'époque o ùla femme aura ses règles, c'est-à-dire dans un délai qui commence deux ou trois jours avant l'apparition du flux menstruel et qui finit dans les deux ou trois jours qui suivent la cessation de la fonction menstruelle. Or, comme nous l'avons dit dans un autre chapitre, les règles durent en moyenne huit jours, en y ajoutant les six autres jours qui précèdent ou suivent, on aura chaque mois une période de quinze jours, propice à la fécondation.

Donc, pour avoir des enfants, il conviendra d'agir dans ce délai. Après le coït et dans les trois ou quatre jours suivants, on s'abstiendra rigoureusement de toute injection d'eau froide ou acide.

Les symptômes de la grossesse sont ou rationnels ou certains. Les signes de certitude ne peuvent guère être perçu que par le médecin ; les signes de probabilité sont : appétit capricieux ou perverti ; dégoût pour certains aliments et appétence marquée pour d'autres ; nausées, vomissements, surtout le matin au lever ; sensibilité exagérée, gonflement sensible des seins avec picotements, coloration brune du mamelon, masque brun frontal, taches jaunâtres sur les joues, mais surtout suppression des règles ; ce dernier symptôme est si caractéristique qu'il dispenserait de toute autre énumération. Il y a certainement des personnes mal réglées, mais il ne faut pas se faire de trop faciles illusions et de croire que si les règles ont manqué, c'est qu'elles ne sont pas exactes, ou que cela tient à de l'anémie, à une immersion des mains dans l'eau froide, à une peur, etc. Il faut poser en principe qu'une femme qui voit un homme et qui ne voit pas ses règles, doit se présumer enceinte jusqu'à preuve contraire. C'est ainsi qu'on ne court pas au devant d'une déception qui serait d'autant plus dangereuse qu'on perdra du temps à espérer les règles.

Les sines certains sont: le ballonnement du ventre, les mouvements du fœtus, le bruit du cœur qui commence à être perceptible vers le quatrième mois, etc.

Quant à la possibilité de la formation des sexes à volnté, il convient de n'y voir que des probabilités qui, cependant, ne sont pas à dédaigner.

Pour avoir des garçons, on doit provoquer un épuisement momentané par un excès d'évacuations séminales, naturellement hors des organes génitaux de la femme ; l'homme se réservera ainsi des spermatozoïdes de formation récente. N'avoir de rapprochement sexuel que sur la fin des règles. Mettre la mère à la diète avant et après les rapports.

Pour avoir des filles, on provoquera chez la femme des menstrues abondantes par des sinapismes à la face interne des cuisses. L'homme s'abstiendra de toute évacuation séminale pendant huit à dix jours avant le rapport fécondant.

Il faut aussi tenir compte de certaines prédispositions: Quand le père sera beaucoup plus âgé
que la mère, ou épuisé, il aura des garçons ; plus
jeune ou du même âge, ou vigoureux, ce seront
des fillles.

Les femmes très jeunes ont le plus souvent des
filles. Le mariage entre proches parents donne
plutôt des garçons, etc.

————)o(————

# X

## Les anomalies de la génération

Les états morbides qui se transmettent dans la génération sont des affections générales du corps et non des affectionc locales. Un sourd, un aveugle, un boiteux, communiquent rarement leurs vices corporels à leurs descendants, pas plus que ceux qui se font circoncire de génération en génération ne donnent naissance à des enfants sans prépuce.

Mais il y a des produits d'une fécondation manquée, de véritables monstres, les uns sont par excès, comme les enfants à deux têtes, ou par défaut, des fœtus sans membres, sans organes sexuels, etc.

C'est à Isidore Geoffroy-Saint-Hilaire que l'on doit l'explication réelle de la production des monstres. Il démontre que l'origine des anomalies peut avoir sa raison dans les perturbations survenues après la conception, par exemple une

chute, un coup, une vive impression morale, peuvent venir troubler la grossesse, jusque-là très
régulière, et celle-ci, dès lors, toujours très difficile, maladive, extraordinaire, se termine à
sept, huit ou neuf mois, par la naissance d'un
monstre.

Il est à remarquer qu'il naît moins de monstres dans la classe aisée de la société que dans
les classes les plus pauvres, où les femmes sont
obligées de se livrer, lors même qu'elles sont enceinte, à de pénibles travaux et, de plus, où elles
ont souvent à souffrir de mauvais traitements.

Un fait très analogue, nous dit Saint-Hilaire,
est la présence plus grande des grossesses mons-
trueuses parmi les femmes non mariées. Les inquiétudes, les chagrins, les tourments moraux
de tous genres qui accompagnent et troublent si
souvent les grossesses illégitimes, expliqueraient
déjà suffisamment cette fréquence plus grande;
mais elle tient aussi en partie aux précautions
dangereuses que les filles mères prennent souvent pour dissimuler leur état, et même aux tentatives d'avortement auxquelles elles ont recours.

Geoffroy Saint-Hilaire parvint à créer à volonté des anomalies chez les oiseaux, en trou-
blant de diverses manières leur développement
pendant les premiers jours de l'incubation.

Il est, au nombre des nombreuses causes de la
formation des monstres, celle très fréquente de

la maladie du fœtus et de ses adhérences au placenta.

On a signalé des cas très fréquents d'hydropisie du fœtus, causés par l'entortillement du cordon et, par suite de l'arrêt du cours du sang avec la mère. Il se produit alors des troubles dans les centres nerveux, qui amènent la destruction de la moëlle, empêchent le développement du cerveau, le crâne ne se forme même pas ; comme aussi d'autres organes manqueront, selon que la destruction se portera plus ou moins bas.

Quant aux monstres jumeaux, ils seraient dûs à la réunion de deux embryons, causée par la pression ou par la conformation imparfaite ou l'étroitesse de la matrice.

Quand il est possible de connaître avec exactitude les circonstances d'une grossesse terminée par la naissance d'un monstre, on a toujours su, d'une manière positive, que la mère avait, ou reçu un coup violent sur l'abdomen, ou exercé sur cette région une compression prolongée, ou fait une chute dont le contre-coup s'est fait ressentir sur l'utérus. Dans le petit nombre de cas où l'on a pas constaté la violence extérieure, la mère avait du moins éprouvé une révolution morale, dont l'effet immédiat avait été nécessairement une vive et subite réaction sur les viscères de l'abdomen, ou bien encore, avait été atteinte d'une grave maladie abdominale, accompagnée de fièvre, de violentes coliques et de délire.

L'inquence des impressions morales et des passions de la mère sur les qualités de l'enfant ont été diversement discutées de tout temps et parfaitement admises.

Au treizième et au dix-septième siècles, les savants admettaient ces faits, ces opinions ne sont évidemment pas sincères, mais il est cependant certain que si dans les anomalies il est des causes purement mécanique, il en est d'autres qui ont leur première origine dans un trouble moral. Ceci a pu faire naître la croyance suivant laquelle la vue ou la pensée d'une femme enceinte, s'arrêtant quelque temps sur un objet qui lui inspire du dégoût ou de la crainte, ou encore si elle désire cet objet, il pourra arriver que quelques détails de la conformation de l'enfant viennent à rappeler ou à reproduire la forme, la couleur de ces mêmes objets ou de quelques-unes de ses parties. De là cette règle populaire qui prescrit aux femmes enceintes d'éviter la vue de tout objet d'un aspect désagréable et de satisfaire, s'il est possible, tous les désirs, ou, suivant l'expression en usage, toutes les *envies* que leur suggère leur imagination toujours si active.

La plupart du temps, les faits ne sont pas probants. Ainsi une femme donne naissance à un enfant mal conformé ; elle s'afqige et tous s'étonnent, chacun se demande et demande à la mère quelle circonstance, quel désir, quelle crainte, quelle impression elle a éprouvé pendant sa grossesse ; et bientôt, parmi les nombreuses circonstances antérieures, on en saisit une qui semble offrir quelque rapport avec la conformation de l'enfant. Dès lors, la cause est déclarée connue. En ce cas, les résultats sont en raison des données qui les ont produits, mais la réflexion d'un instant suffit pour renverser cette explication conçue sous la double influence d'un préjugé et de vives impressions de douleur et d'étonnement.

Le docteur Witkowski raconte avoir vu à Ermont un enfant qui naquit avec un bec de lièvre et une oreille toute recorquillée. La mère attribuait ces difformités à la vive impression qu'elle ressentit, au quatrième mois de sa grossesse, à la vue d'une jeune lapin dont un chat avait dévoré une oreille. Or, le bec de lièvre ne peut se former que dans les trois premières semaines de la grossesse !

Ce qui prouve que l'imagination de la mère n'est pour rien dans la production des difformités fœtales et dans celles des taches de la peau, c'est que l'on observe ces anomalies chez les animaux.

Il est contraire à toutes les données de la science et de la raison de croire qu'un objet vu, craint ou désiré par la mère, puisse venir se peindre sur le corps de l'enfant qu'elle porte dans son sein. En résumé, si une affection morale violente et brusque exerce une influence notable sur le produit de la conception, on n'a aucune raison de penser qu'il en soit ainsi d'une influence faible et seulement momentanée.

Lorsque la fécondation d'un second germe se produit au cours d'une grossesse, on dit qu'il y a *superfétation*, mais ce phénomène n'est pas admis. La plupart de ces cas de superfitation peuvent se rapporter à l'un des quatre ordres de faits suivants :

1° Grossesse double dans laquelle l'un des fœtus est mort longtemps avant terme, s'est conservé dans les membranes de celui qui continue à vivre ;

2° Grossesse de jumeaux inégalement développés et nés à des termes différents ;

3° Grossesse extra-utérine qui n'a pas empêché la gestation naturelle.

La double conception n'est possible que si les deux fécondations différentes s'effectuent le même jour ou à un court intervalle ; c'est ce qui constitue la superfécondation.

Tel est le cas rapporté par Buffon, d'une femme de Charlestown, qui mit au monde, en 1714, deux jumeaux de couleur différente, à la suite de rapports avec son domestique nègre, peu après la mort de son mari, qui était blanc.

La loi considère comme aîné celui des jumeaux qui naît le premier. Scientifiquement, il n'y a pas lieu d'établir une différence d'âge entre les jumeaux, puisqu'ils sont conçus au même moment.

————)o(————

## DOIGTIERS EN CAOUTCHOUC SOIE

Ces doigtiers, en caoutchouc soie *très solide, très souple, très mince,* sont fabriqués de la même façon que notre préservatif *Le Français.*

Ils sont employés ordinairement par les docteurs et les sages-femmes pour le toucher vaginal.

Ils s'adaptent très bien sur le doigt et n'enlèvent aucunement la sensibilité.

Avec ces doigtiers, on évite les blessures ou écorchures toujours dangereuses des ongles.

La boîte contenant 12 doigtiers...... 2 francs, franco.

———————✳———————

# ÉPONGES DE SURETÉ
## (SAFETY-SPONGE)

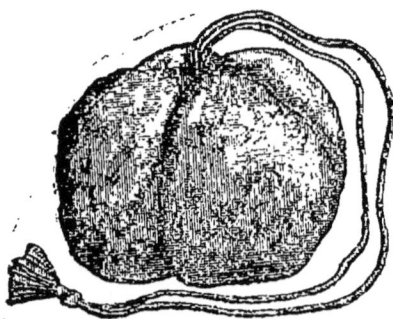

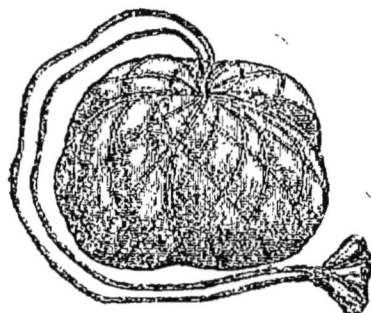

ÉPONGE A CORDONNET      ÉPONGE A FILET

S'emploient comme préservatifs anticonceptionnels ; nous ne les préconisons pas outre mesure, car elles s'encrassent trop facilement. Pour obvier à cet inconvénient très grand, il est bon de les laver dans une solution antiseptique.

PRIX avec cordonnet :

|  | LA PIÈCE | LA BOITE DE 6 |
|---|---|---|
| Moyennes..................... | 0 50 | 2 75 |
| Grosses........................ | 0 65 | 3 50 |
| Avec filet et cordonnet : |  |  |
| Moyennes..................... | 1 »» | 5 25 |
| Grosses........................ | 1 25 | 6 75 |
| Eponges extra-fine pour la toilette intime.................. | 0 75 | 4 »» |

# XI

## La dégénérescence des produits de la conception

Les actes qui intéressent le plus la santé, la force, la vie des enfants, sont toujours les plus ignorés et les plus soumis à l'inconscience. Créer un être est cependant chose grave, et c'est justement cette action dont dépend le bonheur des procréateurs qui est livrée au hasard.

Aussi doit-on instruire les intéressés sur cette grosse question. La science enseigne aujourd'hui positivement qu'un homme en état d'ivresse peut à cette minute même engendrer un épileptique. C'est donc dire que l'état du père et de la mère peut avoir une influence profonde sur l'organisation et l'évolution du germe, sur la vie de l'enfant à venir.

Dans une mémorable conférence faite à Troyes, le professeur Pinard disait: « En présence de la constatation des hérédités morbides, n'est-il pas effrayant de penser aux conditions

dans lesquelles, à l'heure actuelle, presque tous
les enfants, sont procréés? Tout dépend du hasard. Qui pense à sa graine, à son enfant? Personne. Qui doit y penser? Tout le monde.
Quand doit-on y penser? Toujours.

« Il n'est pas possible qu'un homme honnête,
éclairé, ne s'abstienne en songeant qu'il est dans
les conditions telles qu'il procréera peut-être un
dégénéré.

« Comment! on condamne pour homicide involontaire; et de quoi se rendra donc coupable
celui qui donnera la vie à un idiot, en sachant ce
qu'il fait? Et ne sera-t-il pas un infâme criminel
celui qui, en connaissance de cause, fera naître
un infirme?

« Quels désespoirs ai-je vu déjà, quand en
face d'un infirme ou d'un monstre venant de naître, je disais au père, après enquête: Vous êtes
coupable, coupable involontaire, je le veux bien;
mais non moins malheureux; et qui me jetait ce
cri dans un sanglot? Je ne savais pas! »

Dans *Science et Mariage*, le docteur Cazalis
aborde la même question et en fait ressortir les
dangers:

« — Il importe qu'on le sache, et on doit le savoir; et puisque le mariage a pour sa raison d'ê-
tre cet enfant, et la race qu'il porte en lui, et la
création d'une famille nouvelle, ce moment si
grave mériterait d'être choisi parfois, et de ne
pas toujours appartenir au hasard, au caprice, à

l'inconscient, jusqu'ici les seuls ordonnateurs du monde, ce qui en explique l'universel désordre ; et dès lors un homme malade, ou affaibli, ou intoxiqué — et ce qui est vrai du père l'est également plus peut-être de la mère — est un peu comme celui qu'en état de péché mortel, l'Eglise repoussait de la communion.

« Oui, créer un être est chose grave, l'appeler ou le forcer à vivre, à entrer en un monde où il pourra trouver, du fait ou non de ses ancêtres, la plus lamentable, la plus atroce destinée ; de créer, mais en le créant, de lui crever les yeux, car cela parfois est ainsi, ou le rendre impotent, ou infirme, ou difforme, ou imprimer dans son cerveau, inconsciemment, je l'admets, parce qu'on est ivre, un tel coup de pouce, une telle marque qu'il en reste à jamais imbécile, idiot, ou déséquilibré et dangereux pour tous, et lui-même a charge à lui-même. Je dis que cela, même inconsciemment accompli, est chose grave, et je crois, et je dis qu'il serait mieux pour créer un être, qu'on pût le faire, sinon en toute réflexion et gravité, du moins en pleine sécurité et sans possibilité de remords. »

Ces considérations sont fort justes ; en les lisant, on est forcément conduit à s'étonner qu'on n'ait pas songé à suivre l'exemple des éleveurs d'animaux domestiques qui savent scientifiquement comment se créent des sujets sains et robustes et aussi des êtres de race.

Il est évident qu'il faudrait préférer et rechercher certains moments pour la procréation et d'autres qu'il faudrait éviter. Il serait nécessaire d'éviter tous ceux où l'organisme est affaibli par une maladie récente, par une contagiosité chronique ou aigue, non guérie encore, ou même guérie seulement depuis un temps peu éloigné. Tels sont les cas de convalescence de fièvre typhoïde, ou de toute autre maladie grave, ou bien de la femme profondément anémiée. Le surmenage d'un savant, ou d'un homme de lettres n'est pas moins dangereux ; du reste, tout surmenage physique et moral doit être évité au moment de la conception.

Un exemple de la descendance malheureuse est cité par le docteur Cazalis ; il s'agit d'un savant illustre qui ne présentait aucune tare, pas plus que sa femme, qui était seulement lymphatique, hystérique peut-être, et qui a donné naissance à un fou et à deux imbéciles.

On observe souvent que le premier fruit d'une union n'est pas toujours très fort, cela viendrait de ce que la mère est trop jeune et que le moule est encore imparfait, ou bien encore que la conception de l'enfant a suivi de trop près le surmenage des cérémonies du mariage.

On a dit que l'hygiène de l'enfant commençait avec la grossesse de la mère. Elle commence bien avant. Elle naît de la génération elle-même, dans la transmission héréditaire ; l'influence paternelle est, d'ailleurs, fréquemment prépondérante.

Le docteur Lucas a dit que l'état physique et moral de l'enfant était la photographie vivante de ses auteurs prise au moment de la conception.

Diderot disait: « Je veux que le père et la mère soient sains, qu'ils soient contents, qu'ils aient de la sérénité et que le moment où ils se disposent à donner l'existence à un enfant, soit celui où ils se sentent le plus satisfaits de la leur. »

Les droits de l'enfant ont besoin d'être défendus, non seulement au point de vue de sa vie matérielle et morale, mais à celui de son existence intime.

Il serait bon que l'on considérât comme un crime égal à celui de l'infanticide, la procréation d'un être, par un individu notoirement alcoolique, syphilitique ou ayant eu des crises d'aliénation. S'il est excellent de poursuivre avec énergie et opiniâtreté l'alcoolisme, il est déplorable de voir que l'opinion et les mœurs admettent avec placidité, la procréation d'êtres voués d'avance à toutes les défectuosités physiques et mentales, sans se croire le droit d'intervenir.

Etant donné le mariage actuel, l'alcoolisme reconnu du mari n'est pas un cas de divorce admis à invoquer par l'épouse et celle-ci demeure forcée d'offrir son sein à féconder à un être incapable de donner le jour à autre chose que des dégénérés.

De même l'époux reste irrévocablement lié à une femme stérile ou qu'il reconnaît, trop tard, atteinte de tares graves. Il doit renoncer à être père, ou voir sa descendance souillée de scrofules, de tuberculose, d'aliénation, etc.

C'est grâce à l'insouciance coupable des procréateurs, à l'ignorance des vérités scientifiques où demeurent la plupart des adultes, même cultivés, que la santé publique va s'altérant, se grevant de tares funestes, malgré le progrès qui apporte, malgré tout, la science dans les conditions de l'existence.

Les fléaux d'autrefois, la peste, le choléra, sont conjurés, grâce aux mesures d'hygiène et de prophylaxie que l'on a vu prendre. Chaque jour marque un progrès obtenu ; il reste à faire l'effort énergique qui, seul, mettra sur terre une humanité harmonieuse, pondérée, sainement équilibrée.

Et le but à obtenir s'obtiendra du jour où les lois et les mœurs auront convaincu les hommes de la gravité de leurs devoirs et de leurs responsabilités vis-à-vis des êtres auxquels ils donnent la vie, acte qui ne doit pas rester, pour ainsi dire, inconscient et accompli, sans réflexion et sans souci des conséquences qu'il peut avoir.

———)o(———

# Livre indispensable

---

# MANUEL DE L'AMOUR CONJUGAL

## Par le Docteur Eynon

Ce livre n'est pas un ouvrage de médecine, c'est un guide, un manuel des époux, tant au point de vue moral que d'hygiène. L'auteur s'est inspiré de ces préceptes : « Comme on fait son lit on se couche !... Comme on sème on récolte !... » Et il donne d'abord des conseils pratiques pour que la lune de miel — à qui l'on ne prête qu'une durée de six mois — puisse durer plus longtemps... toujours !...

Contrairement à la doctrine courante, le devoir capital d'un mari intelligent et sage consiste à rechercher son bonheur dans celui de sa femme ; c'est à quoi sont indiqués les moyens les plus sûrs pour arriver à ce but dans le présent et pour l'avenir.

Il est ici prouvé que la femme ne peut être réellement heureuse que dans l'amour ; partant de ce principe, l'auteur enseigne au jeune mari à agir et à raisonner en conséquence, afin que, se mettant en lieu et place de sa jeune épouse attendant la révélation du terrible mystère, il comprenne sa curiosité, ses frayeurs et ses désirs.

En mettant ces préceptes en pratique, le devoir conjugal, en une première nuit de noces, ne sera jamais préjudiciable pour l'avenir.

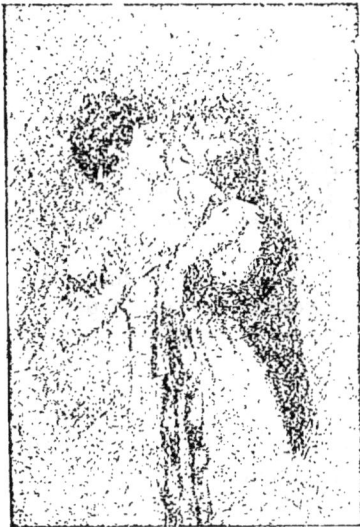

*Tout ce qui peut faire comprendre à quelle élévation peut atteindre l'amour dans le mariage est mis en jeu dans le précieux ouvrage. On a eu soin d'apprendre aussi à la jeune épouse à juger les hommes, à faire la part de leurs présomptions, de leur fatuité et de leur égoïsme.*

*L'étude des proéminences des fonctions génératrices sur toutes celles de l'organisme vivant, qui les soumet à des règles absolues, non seulement pour la perpétuité de l'espèce, mais aussi pour l'entretien de la santé et de la vie, n'a pas été négligée ici, pour prouver que si la nature ne demande pas qu'un époux soit un artiste consommé, tout cependant lui commande de savoir au moins exécuter le thème essentiel et fondamental de l'union parfaite entre l'homme et la femme.*

*Dans un chapitre très raisonné, très sérieusement étudié, il est question de la froideur de la femme ; l'auteur dit qu'il n'existe pas de femmes sans besoins, qu'il n'en existe pas totalement privées de sens ; qu'il n'existe pas d'impuissantes au spasme génésique; mais qu'en revanche il est des hommes égoïstes ignorants qui ne se donnent pas la peine d'étudier l'instrument que la nature leur a confié ou qui ne se doutent pas qu'il est nécessaire de l'étudier pour en retirer le moindre accord, et il indique le véritable remède.*

*Étant donné que les actes qui intéressent le plus la santé, la force, la vie des enfants, sont toujours les plus ignorés et les plus soumis à l'inconscience, c'est pourquoi on instruit ici les intéressés sur cette grosse question : ce qu'il faut faire pour procréer de beaux enfants. L'hérédité sous toutes ses formes fait le sujet d'un long chapitre.*

*L'ouvrage se termine par un exposé de pratiques d'hygiène intime, par des préceptes où la femme trouvera de nombreuses recettes concernant la conservation de sa fraîcheur et de sa plastique, choses qui intéressent plus qu'on ne le pense le bonheur dans le ménage.*

*Cet ouvrage, enrichi de lettres ornées artistiques, contient 16 magnifiques illustrations hors texte de Fredillo.*

Couverture en couleur

———◦◦◦◦◦◦———

*Prix :* **4** *francs, franco*

# XII

## L'avortement

L'avortement est, comme on le sait, l'expulsion du fœtus avant le terme fixé par la nature, c'est-à-dire avant qu'il ait dépassé l'évolution qui doit le rendre viable. Ainsi que les jeunes fruits frappés de mort sur la branche tombent à la moindre secousse, de même le fœtus se sépare de la matrice lorsqu'il a cessé de vivre.

Les causes de l'avortement sont très nombreuses.; on les distingue en causes morales et causes physiques.

Sans dérouler ici la longue liste des causes morales, nous dirons que toutes les vives émotions de l'âme, de joie ou de tristesse, les accès de jalousie, de colère, les frayeurs subites, les grandes surprises, les chagrins profonds, les tristesses concentrées, la mélancolie, enfin, toutes les passions qui dévorent la vie, tous le poids

qui l'étouffent, peuvent provoquer l'avortement.
Cela paraîtra naturel, si l'on réfléchit que la matrice est, chez la femme enceinte, l'organe qui
domine toute l'économie, celui qui rayonne sur
tous les autres.

Parmi les causes physiques, la principale est
d'abord l'âge ; les femmes fécondées trop jeunes
ou dans un âge avancé sont prédisposées à l'a-
vortement. Chez les premières, la matrice n'a
pas encore atteint tout son développement ; chez
les secondes, elle a perdu sa vitalité et son élas-
ticité.

Les tempéraments portés à l'excès nuisent à la
grossesse ; le sanguin est sujet aux congestions ;
le nerveux à une sensibilité exagérée, à l'hystérie ; le bilieux aux affections morales, à la mélancolie ; le lymphatique à la flaccidité, à la débilité.

Les vêtements trop serrés, les corsets trop bra-
qués, sont le plus souvent la cause d'une grossesse laborieuse qui se termine par une fausse
couche ; ou si l'enfant vient à terme, il est ché-
tif, malingre ou contrefait.

L'alimentation, ou trop abondante, ou insuffisante et de mauvaise qualité, nuit également à
la grossesse. On a vu des avortements par suite
d'indigestion comme par suite d'abstinence.

La vie trop sédentaire ou trop active, l'abus
des soirées, des théâtres, des bals, influent d'une
manière fâcheuse sur le développement du fœtus.

L'*abus des plaisirs vénériens* est très dangereux pour l'enfant, surtout dans les premiers
mois et pendant le huitième et neuvième mois de
la grossesse; l'irritation qu'il fait naître sur les
organes génitaux de la femme, peut occasionner
des pertes et détruire les adhérences qui unissent
le fœtus à la matrice. Le spasme de la volupté
peut causer des contractions utérines qui arrê-
tent le développement du fœtus. La fréquence du
coït pendant la grossesse, particulièrement chez
les femmes lascives, est une cause imminente
d'avortement.

L'hérédité, l'habitude constituent une cause
fréquente d'avortement. On a remarqué que les
filles dont les mères ou grand'mères avaient
avorté plusieurs fois étaient prédisposées aux
fausses couches; et il est rare que les femmes qui
ont commencé le mariage par un avortement
n'en aient point plusieurs autres subséquents; la
matrice paraît conserver une tendance à répéter
ce qu'elle a déjà fait.

Toutes les maladies graves qui attaquent la
constitution jusque dans ses fondements, doivent faire craindre un avortement. La syphilis
est surtout fatale en ce cas.

Toutes les affections de la matrice, inflamma-
tions, hémorrhagies, névroses, altération du col,
les flueurs blanches abondantes, les tumeurs, le
cancer, les meurtrissures, etc., sont autant de

causes qui peuvent faire craindre un accouchement prématuré.

L'ingestion d'une boisson glacée, d'une glace, l'immersion des pieds dans l'eau froide lorsqu'on est en moiteur ; l'exposition des bras et de la poitrine à un air froid, les impressions subites du froid et du chaud, sont toujours nuisibles au travail de la grossesse et peuvent provoquer l'avortement.

Il faut encore signaler comme causes abortives : les vices de conformation du bassin, l'irritation du gros intestin, la constipation opiniâtre et les efforts réitérés pour aller à la selle, les coups, les chutes, les exercices violents ou le repos absolu ; la danse, le chant, l'équitation, la course, les fatigues excessives, les cahots de voitures, les cris, les éternuements et, généralement, tout ce qui peut imprimer une secousse à l'économie.

Parmi les causes d'avortement, on doit encore ajouter la vie trop sédentaire, comme par exemple, la position assise devant un bureau, un comptoir, une table, pendant la plus grande partie de la journée. L'air confiné ou peu renouvelé des appartements dans la saison d'hiver ; l'air épais des veillées, à la campagne, sont aussi une cause d'avortement, par la raison que l'oxygénation du sang est incomplète. Les paysannes qui respirent et vivent au grand air éprouvent beaucoup moins d'accidents, pendant la grossesse que les femmes habitant les villes qui fréquentent les théâtres et soirées où l'air est vicié par des émanations délétères.

Donc, toute femme raisonnable évitera, pendant sa grossesse, les causes abortives que nous venons de décrire, elle en comprendra les dangers et s'entourera de tous les soins hygiéniques, de toutes les précautions propres à lui assurer une grossesse exempte d'accidents et un accouchement heureux.

Les causes de l'avortement qui dépendent du fœtus ou de ses dépendances sont souvent obscures. La présence de plusieurs embryons dans la matrice s'oppose souvent à leur développement complet et détermine l'accident. La faiblesse extrême ou la mort de l'enfant entraîne presque toujours, et avec beaucoup de rapidité, son expulsion. Le placenta se détache alors, et l'œuf tout entier est expulsé. On a vu toutefois des femmes conserver le fœtus plusieurs mois après qu'il a cessé de vivre ; dans d'autres cas assez rares, le placenta est resté adhérent à la matrice, il s'est accru et a fourni la base de ces productions connues sous le nom de moles.

Les convulsions dont l'enfant peut être atteint dans la matrice déterminent quelquefois l'irritation de ce viscère et l'avortement. L'insertion du placenta sur l'orifice de l'utérus, ses lésions, la rupture ou les nœuds du cordon ombilical, l'extrême délicatesse des membranes fœtales, la très

petite quantité des eaux de l'amnios, sont autant
de circonstances qui entraînent souvent la perte
du produit de la conception, mais dont on ne
peut reconnaître la présence et l'action que par
le résultat funeste qu'elles produisent.

L'époque des règles est, chez presque toutes
les femmes, le temps où l'avortement est le plus
facile ; souvent même, le mouvement organique
qui se manifeste alors dans l'utérus suffit pour le
déterminer. Cet accident, lorsqu'il se produit
par des causes internes, dépendantes de la constitution de la femme ou de l'extrême sensibilité
de la matrice, est plus fréquent pendant les premiers mois de la grossesse qu'à la fin de cette
période. On observe, au contraire, que, quand
la grossesse est parvenue au cinquième ou au
sixième mois, les causes physiques sont presque
les seules qui puissent provoquer l'expulsion
prématurée du fœtus.

Les *signes précurseurs* de l'avortement sont
souvent difficiles à reconnaître. Cet accident a
quelquefois lieu sans être précédé par aucun phénomène insolite, mais il est le plus souvent an-
noncé par un malaise intérieur, des frissons le
long du dos et de la région lombaire, des pesanteurs et des douleurs profondes dans les lombes,
dans le bassin, et qui s'étendent jusqu'au rectum, au vagin, à la vulve. Une hémorrhagie utérine plus ou moins abondante la précède immédiatement et dépend du décollement du placenta.

L'affaissement des mamelles, l'évacuation par le mamelon d'un liquide séreux, ténu, la descente de la matrice dans le bassin, sont des signes qui, lorsqu'ils se joignent aux phénomènes caractéristiques de la mort du fœtus, annoncent, dans les derniers temps de la grossesse, que l'avortement est infaillible, ou que même il est prochain.

Le travail de l'avortement est semblable à celui de l'accouchement; il présente les mêmes phénomènes: contractions de la matrice, accompagnées de douleurs plus ou moins vives, formation de la poche des eaux à travers la dilatation du col utérin, rupture des membranes, écoulement du liquide, sortie du fœtus et de ses dépendances.

C'est un préjugé assez généralement répandu que le pronostic de l'avortement est plus grave que celui de l'accouchement; mais l'observation démontre que le travail nécessaire à l'expulsion d'un embryon ou d'un fœtus à peine développé est toujours moins long, moins pénible et suivi de moins d'accidents que celui que la nature emploie pour faire sortir un fœtus à terme. On conçoit, en effet, qu'un corps très mince traverse plus aisément les parties génitales que ce même corps devenu plus volumineux.

L'hémorrhagie qui suit l'avortement spontané est peu abondante, la fièvre de lait se fait à peine remarquer, les lochies se terminent en peu de temps. Ce qui rend l'avortement dangereux, c'est la cause qui l'a déterminé, c'est le trouble que cette cause a produit dans les fonctions, c'est l'irritation de la matrice, des autres viscères abdominaux ou du péritoine, qui l'accompagne ou qui lui succède.

Considéré en lui-même, l'avortement est accompagné de moins de dangers que l'accouchement. Lorsque l'aovrtement a lieu pendant les premiers mois qui suivent la conception, il est par lui-même moins grave encore que celui qui s'opère à une époque voisine du terme. Mais il arrive assez souvent alors que l'œuf ne sortant pas tout entier, le placenta reste dans la matrice et devient la cause d'hémorrhagies plus ou moins abondantes, jusqu'à ce qu'il ait été expulsé.

Les obstacles à la délivrance sont les seules circonstances qui puissent rendre l'avortement dangereux à cette époque ; car dans les cas ordinaires, l'expulsion du fœtus est alors très facile, l'hémorrhagie peu considérable, et la fièvre nulle.

Si l'infanticide inspire de l'horreur à la plupart des femmes, il est très commun de trouver chez elles moins de répugnance pour l'avortement, surtout chez la jeune fille dont la raison a été peu ou point cultivée d'après les principes d'une morale sévère et qui n'a pas goûté les douceurs de l'amour maternel. Un être dont elle ne se forme encore aucune idée, qui n'est pour elle qu'un sujet de chagrins présents, de misère ou de crainte pour l'avenir, ne peut lui inspirer le même intérêt qu'elle éprouve pour lui, lorsque, fruit d'une union légale, il s'annonce comme le gage d'un amour hautement avoué.

Placée entre le malheur de sa vie entière et une faute dont souvent elle ne connaît pas l'énormité, trompée par les sophismes d'un séducteur ou d'un agent de corruption, elle cède à de criminelles insinuations; la morale la condamne, la loi la punit, mais l'opinion publique doit la plaindre, puisque c'est une de ses victimes. Cette indulgence serait un crime à l'égard des femmes immorales qui, ne vivant que pour le plaisir, trahissent le vœu de la nature et se font un jeu de se soustraire aux douleurs et aux fatigues de la maternité. On rencontre ces malheureuses dans les dernières classes du peuple, aussi bien que dans les hauts rangs de la société, ces deux extrêmes de l'humanité qui ne diffèrent que parce que chez les uns le vice est à découvert, et dans toute sa laideur, tandis que chez les autres, il est voilé par l'élégance et l'hypocrisie.

### L'avortement médical

L'avortement médical est reconnu indispensable, lorsqu'il a pour but de sauver la mère. Il faut, pour que l'intervention soit justifiée, qu'il existe des motifs très graves; il faut que la mère coure un danger sérieux; car ici la compensation d'obtenir un enfant vivant n'existe pas. L'Académie de Médecine ne s'est occupée que des rétrécissements du bassin inférieurs à 65 millimètres qui ne permettent pas d'espérer qu'on obtiendra un enfant viable par l'accouchement prématuré et des vomissements incœrcibles; mais il existe d'autres motifs tout aussi impérieux d'avoir recours à l'opération. La rétroversion utérine, l'hémorrhagie, l'éclampsie, l'albuminurie chronique, etc. Dans tous les cas la chose est délicate, aussi conseille-t-on au médecin de ne jamais se décider seul, mais de toujours appeler en consultation un de ses confrères. Il devra, en outre, exposer aux parents, au père tout au moins, la situation et prendre également un avis.

Il est recommandé de s'abstenir pendant les troisième et quatrième mois, pour éviter les complications sérieuses qui résultent de l'adhérence très intime du placenta pendant cette période; les procédés d'intervention sont les mêmes que dans l'accouchement prématuré.

Les médecins emploient le plus souvent l'éponge pour provoquer l'expulsion du fœtus. Il s'agit d'une éponge spécialement préparée de la façon suivante: On prend une éponge de la grosseur d'un œuf environ et de forme plutôt allongée, on l'entortille d'une ficelle dite ficelle à fouet, en la serrant fortement et de façon qu'aucune des parties de l'éponge ne soit à découvert. Ainsi préparée, on mettra l'éponge à l'étuve, de façon à lui enlever toute humidité. Au moment de s'en servir, la ficelle est enlevée, et l'éponge qui a la forme d'un bâtonnet est légèrement graissée avec de la vaseline, puis introduite dans le col de la matrice. L'humidité des organes génitaux pénètre bientôt l'éponge qui grossit peu à peu et dilate le col, cette dilatation entraîne forcément la sortie du fœtus.

On peut y arriver encore par d'autres manœuvres: par des drogues qui possèdent une influence spéciale sur l'organisme génital et qu'on appelle des éménagogues, par des chocs irritants qui déterminent des contractions; injections sur le col, ou dans la matrice; par la perforation des membranes de l'œuf, etc. En résumé, il s'agit d'exciter l'utérus à se débarrasser lui-même ou à le débarrasser, et cela par deux moyens; les moyens directs sont ceux qui établissent un contact immédiat avec les parties internes de l'organe; tamponnement du vagin, éponge dilatatrice, ballon excitateur, introduction d'un corps étranger dans l'utérus, injections diverses, etc. Les moyens indirects sont tous les autres; absorption de médicaments, topiques locaux, etc.

## Avortement criminel

*Manœuvres diverses.* — En général, la femme redoute les procédés à formes chirurgicales, pour lesquels, du reste, il faut toujours avoir recours à un aide. Elle aime mieux se servir d'abord de drogues ou de moyens tout aussi simples. Elle commence par s'appliquer sur le bas ventre des cataplasmes très chauds et même des sinapismes, de façon à déterminer un afflux de sang. Souvent encore elle a recours aux bains excessivement chauds et prolongés. Elle se pose des sangsues autour de la vulve et les renouvelle pendant plusieurs jours de suite.

Les bains ne paraissent pas d'une efficacité bien notable, non plus du reste que les sinapismes.

D'autres médications d'un effet plus spécial sont mises en usage: l'absinthe, l'aloès, l'apiol, l'armoise, l'ergot de seigle, la myrrhe, la rue, le gui de chêne, la sabine, le safran, l'if, la tanaisie, etc.

De cette liste, il ne faut guère retenir que l'absinthe, l'apiol, le seigle ergoté, la tanaisie, la rue et la sabine.

Le safran est généralement employé, quoique absolument sans valeur abortive.

L'aloès agit comme purgatif diurtique, son action se porte sur le gros intestin qu'elle irrite et contagionne. On utilise cette propriété irritante pour en étendre la portée à la matrice.

L'absinthe et l'armoise ont une action assez faible ; leur infusion très chaude peut ramener les règles en retard, mais pas dans le cas de grossesse. Il est des femmes qui commettent cette naïveté de prendre, au lieu d'absinthe en tiges, de la liqueur d'absinthe. Or, dans la liqueur, la dose d'absinthe est fort minime. Cette préparation alcoolique n'a donc aucune valeur.

L'apiol est extrait du persil, il est généralement vendu en capsules. C'est un bon éménagogue, c'est-à-dire excellent dans l'irrégularité des règles ; mais ce n'est pas un abortif.

La rue et la sabine sont bien des abortifs. La sabine réussit à certaines personnes et en laisse d'autres indifférentes ; c'est un toxique dont l'action nocive se révèle par des nausées, des vomissements, des violentes douleurs dans l'estomac et les intestins, un profond abattement alternant avec des convulsions.

La rue est un abortif puissant, elle est également un toxique à redouter et dont les effets s'accompagnent d'une tuméfaction toute particulière à la langue, des nausées, des vomissements, vertiges, étourdissements, stupeur, somnolence, affaiblissement considérable des mouvements du cœur, etc.

La rue n'est pas employée en médecine, elle n'est mise à contribution que pour provoquer l'a-

vortement. Elle en tire une réputation particulièrement mauvaise et tellement notoire que la plupart des pharmaciens n'en possèdent pas.

L'ergot de seigle a son emploi bien connu
dans les accouchements ; il excite, réveille la con-
tractibilité de l'utérus quand, fatiguée et épuisée
et elle sommeille, surtout à une époque avancée
de la grossesse. C'est en la mettant à profit que,
dans un assez grand nombre de cas, l'accouchement a été provoqué avant terme. Mais il paraît
peu probable que l'ergot de seigle puisse, sans
aucun travail commencé, sans impulsion étrangère, sans manœuvre préalable, à lui seul enfin,
mettre en jeu les contractions de la matrice dans
la première moitié de la grossesse, qui est celle
pendant laquelle le crime d'avortement est le
plus souvent commis.

Comment se fait-il que certains produits agissent et d'autres non ? C'est que toutes les membranes ne tiennent pas aux parois de la matrice
avec une force égale et que tous les utérus ne sont
pas contractibles au même degré. Ie faut encore
tenir compte du tempérament de la femme, car
l'impression ressentie instinctivement des manœuvres auxquelles on se livre a une répercussion intime qui, suivant le caractère personnel
des gens, trouve dans les organes de la génération, un écho plus ou moins sensible. Les femmes particulièrement nerveuses éprouvent dans

tout leur être un choc qui, à lui seul, suffit, dans certains cas, à opérer l'avortement.

*Perforation des membranes.* — On sait vaguement qu'entre le vagin, dont l'entrée et le parcours sont libres, et la matrice, il existe un passage difficile à franchir. On peut le franchir cependant avec un peu de patience, chercher, tâtonner, essayer cent fois, se faire mal même, mais enfin, après des essais infructueux, arriver au but, trouver l'orifice et y introduire ce qui est nécessaire. Dans d'autres cas, l'opération se fait avec quelque science, le médecin ou la sage-femme se servent du spéculum pour trouver le passage qui permet une pénétration facile. En général, les matrones qui opèrent ne se servent point de spéculum, une longue pratique les en dispense, le sens du toucher leur permet de ne pas se tromper. Elles n'ont même pas besoin, comme on le pense, d'un instrument spécial, tout leur est bon: aiguilles à tricoter, une tringle à rideaux, des ciseaux, des épingles à cheveux, etc.

En thèse générale, l'opération a pour but de transpercer les membranes de l'œuf, et de laisser à la matrice le soin d'expulser elle-même les membranes qui lui sont dès lors inutiles.

Dans cette opération, deux accidents sont également à redouter: l'infection purulente et la perforation des parois de l'utérus. S'il y a rétention dans la matrice des membranes fœtales et du placenta, elles peuvent se putréfier ; et, dans ce cas, c'est la mort à bref délai.

L'autre danger vient de ce qu'un mouvement maladroit et involontaire peut pousser l'instrument dans les parois de la matrice ou des intestins. Les gens inexpérimentés qui opèrent à l'aveuglette arrivent ainsi à provoquer des blessures mortelles, ou si l'accident ne met pas de suite la femme en danger, il s'ensuit presque toujours pour elle la perte de la santé, une irrégularité persistante dans la menstruation, des douleurs habituelles dans les reins et dans le ventre, des descentes de matrice, un teint flétri, des tendances incurables à la métrite, enfin tout un cortège de maux venant d'une infirmité locale inguérissable.

*Les Injections.* — Les injections ou douches d'eau froide ou chaude projetées sur le col de la matrice, éveillent les contractibilités de l'utérus de très bonne heure et le travail ne tarde pas à commencer. Cette action vaginale n'est guère effective que dans les dernières semaines de la grossesse. Pour provoquer l'avortement à une époque moins avancée, il serait puéril de recourir à ce moyen anodin.

L'action de l'injection intra-utérine est assurément plus expéditive. Le liquide injecté est, le plus ordinairement, de l'eau froide ou de l'eau très chaude. La première température paraît plus radicale, mais ce n'est pas sans risquer d'entraî-

ner une inflammation des muqueuses. Ordinairement on se sert d'eau pure, mais parfois on y
ajoute des substances réputées irritantes ou abortives. On a aussi des mélanges compliqués: eau
de savon, eau vineuse, infusion d'armoise, d'absinthe, de rue, de sabine, de racine d'arnica, etc.

Certaines sages-femmes conseillent l'injection
abortive étant prise, de marcher beaucoup. Il est
certain que le mouvement et la fatigue agissent
énergiquement sur la matrice dans le sens de l'é-
vacuation. Mais combien de malheureuses, pour
avoir voulu faire du zèle, ont été prises des douleurs de l'accouchement prématurées sur la rue,
et ont dû à la hâte regagner leur domicile en voi-
ture et révéler ainsi un événement qu'elles te-
naient pourtant à entourer de mystère. D'autres,
ce qui est pis, ont alors été dirigées sur l'hôpital,
où l'affaire était bien vite découverte.

*Violences*. — On ne peut pas dire que c'est
une méthode, c'est un moyen brutal qui, pour
des souffrances très certaines autant que vives,
ne fournira qu'un profit bien aléatoire. Des voies
de fait, des violences, des coups sur le ventre, auront inévitablement leur répercussion dans toute
la région intéressée et plus ou moins voisine, en
particulier sous un utérus gravide, essentiellement sensible et pour lequel on recommande les
plus grands ménagements, les précautions de
tous les instants ; mais de là à croire que la paroi

utérine, bien qu'irritée, lâchera le fœtus qui lui est accolé, il y a loin.

Sans doute les organisations délicates ou les liens d'attache sont d'une extrême faiblesse, résisteront mal à des secousses répétées, mais on sait aussi que certains tempéraments supportent des assauts terribles sans que l'avortement se produise.

On a vu des pères, des maris, des amants donner dans le ventre engrossé des coups de pied et des coups de poing, et en faisant toujours souffrir, amener quelquefois l'accouchement prématuré. On a connu des femmes qui se laissaient tomber au même point des poids plus ou moins considérables. Les chutes volontaires rentreraient également dans cette catégorie.

————)o(————

# XIII

## L'avortement devant la loi

Les dispositions pénales ont beaucoup varié: lorsqu'on mettait sur la même ligne l'avortement et l'infanticide, il était conséquent d'ordonner la peine de mort pour le premier de ces crimes, puisqu'on l'ordonnait pour le dernier. Telles étaient les dispositions de l'édit de Henri II, maintenu jusqu'en 1792, époque à laquelle on décréta vingt années de fers contre toute personne qui se rendrait complice d'avortement, et aucune punition contre la mère. Aujourd'hui, le Code pénal dit, à l'article 317, que: « Quiconque, par aliments, breuvages, médicaments, violences, ou par tout autre moyen, aura procuré l'avortement d'une femme enceinte, soit qu'elle y ait consenti ou non, sera puni de réclusion. La même peine sera prononcée contre la femme qui se sera procuré l'avortement à elle-même, ou qui aura consenti à faire usage de moyens à elle indiqués ou administrés à cet effet, si l'avortement s'en est suivi.

« Les médecins et chirurgiens et autres officiers de santé, ainsi que les pharmaciens qui auront indiqué ou administré ces moyens, seront condamnés à la peine des travaux forcés à temps, dans le cas où l'avortement aurait eu lieu. »

Plus l'avortement a lieu à une époque rapprochée de celle où le fœtus aurait été expulsé naturellement, et plus l'état des organes génitaux, de l'abdomen et des mamelles approche de celui dans lequel se trouvent ces parties après l'accouchement. Si l'avortement survient dans les premières semaines de la grossesse, il est à peu près impossible d'en reconnaître les traces, puisqu'elles ne diffèrent alors en rien de celles d'une simple perte utérine. Ce n'est que lorsque l'avortement arrive dans les derniers mois qu'il est accompagné de la sécrétion du lait et de la réaction sanguine qui a reçu le nom de fièvre de lait. Il est donc plus difficile de constater l'avortement que l'accouchement, surtout lorsque déjà quelque temps s'est écoulé.

La présence du fœtus jointe aux signes de l'accouchement, lorsqu'ils se manifestent, permet de prononcer avec moins d'indécision, si l'on observe un rapport sensible entre l'âge présumé du fœtus et les désordres qu'offrent les parties génitales, mais cela ne donne point une certitude. Le fœtus que l'on met sous les yeux du médecin expert, provient-il de la personne soumise à son examen ? La femme soupçonnée d'avortement était-elle enceinte ? Présente-t-elle des traces non équivoques de grossesse ? Ces traces sont-elles récentes ? Celles que l'on trouve ne proviennent-elles pas d'une maladie qui, par exemple, aurait distendu l'abdomen au point d'y déterminer des végétures ?

Lorsque tout s'accorde à démontrer que la femme était enceinte et qu'elle est accouchée, lorsque l'expert a le fœtus sous les yeux, en procédant à l'examen de celui-ci, il doit rechercher jusqu'à quel point il offre les caractères d'un fœtus à terme. Si tout son extérieur annonce qu'il n'avait point encore atteint le développement nécessaire pour qu'il pût être expulsé par un travail régulier, il peut en conclure qu'il y a eu avortement, et cette décision peut être portée avec certitude si on reconnaît en lui les caractères du fœtus non viable. Mais, plus il présente des signes de viabilité, plus il paraît devoir être placé dans la catégorie des enfants qui ont pu naître prématurément, sans qu'il y ait eu avortement proprement dit. Il est donc difficile de décider s'il y a eu avortement ; lachose est impossible lorsque le fœtus est expulsé dans le neuvième mois, par exemple ; mais, quand tout se réunit pour annoncer la sortie du fœtus dans les deux, trois, quatre ou cinq premiers mois de la grossesse, rien n'est plus facile que de prononcer, puisque la simple vue du fœtus lui-même suffit qu'il n'a pu naître que par avortement. La seule difficulté qui reste est de décider s'il appartient à la femme soupçonnée d'avortement. L'expert ne peut jamais donner qu'une réponse condition- nelle, à moins qu'il n'ait été témoin de l'avorte- ment, ou qu'il n'en soit instruit par des circons- tances morales. Mais, dans ce dernier cas, le mé- decin consulté par les magistrats ne doit pronon- cer d'après les circonstances: le corps du délit, le fœtus, quand on peut le lui présenter, et la mère présumée, sont placés sous ses yeux, c'est seule- ment d'après ce qu'il voit, d'après ce qu'il tou- che, d'après le témoignage de ses sens, qu'il doit prononcer et jamais d'après ce qu'on a dit. Ce n'est pas au médecin qu'il appartient de dissiper les ténèbres qui environnent le crime, c'est aux juges. Tout ce que l'homme de l'art peut se per- mettre, c'est d'adresser à la mère des questions médicales relatives à son état actuel, à son état antérieur de grossesse présumée, aux accidents qui, selon elle, ont pu déterminer l'avortement, lorsqu'elle avoue avoir fait une fausse couche; aux médicaments dont elle a pu faire usage. Mais le médecin ne doit point s'enquérir des questions qu'elle a pu faire sur les moyens pro- pres à déterminer l'avortement, ni demander si on a trouvé chez elle des drogues susceptibles de produire cet accident. Il se contentera de donner son opinion, s'il est consulté sur ces circonstances et autres analogues.

Lorsque l'avortement est démontré par l'état du fœtus et des parties génitales de la femme, lorsque celle-ci ne cache point qu'elle a avorté, il reste à décider si l'avortement a été un effet naturel de la constitution du sujet, d'un médicament abortif, ou d'une action mécanique quelconque, exercée sur la mère ou sur le fœtus. Aucun signe physique ne peut faire reconnaître que l'avortement a été l'effet d'une substance abortive quelconque ou d'une médication intempestive. Heureusement, les éménagogues, les purgatifs ou tous les autres médicaments qui ont été rangés dans la classe purement fictive des abortifs, ne produisent jamais nécessairement l'avortement. Si quelquefois ils provoquent l'expulsion du fœtus et déterminent sa mort, ce n'est qu'en portant une forte atteinte à l'organisme, en provoquant une révolution dont la mort de la mère est très souvent la suite. Il n'est point de médicament qui agisse aussi spécialement qu'on l'a prétendu sur l'utérus, et ceux qui jouissent jusqu'à un certain point de cette propriété sont de dangereux poisons.

L'avortement étant constaté, s'il est prouvé qu'une action mécanique l'ait déterminé et si cette action est telle qu'on ait lieu de présumer l'intention criminelle de celui qui y a eu recours, la femme peut-elle être soupçonnée de l'avoir

10

exercée sur elle-même? Cette question ne peut
être posée lorsqu'il s'agit de l'avortement produit par la perforation, ni même par la contor-
sion des parties génitales et du col de la matrice;
mais elle peut être faite quand on ne trouve que
des ecchymoses à l'abdomen. La réponse est aisée; une femme dans son désespoir et dans le délire du crime, peut se meurtrir elle-même, mais
aucun signe physique ne peut démontrer qu'elle
s'est portée à cette violence.

Si l'avortement a été l'effet d'une action mécanique, d'un des moyens chirurgicaux ou médi-
camenteux, que l'on a nommés abortifs, comment reconnaître que la mère n'a point été complice du crime? Les preuves juridiques peuvent
seules fournir des lumières sur ce point. En effet,
une femme enceinte pour la première fois et même enceinte sans le savoir, peut être soumise à
une opération, et lors même qu'elle aurait eu déjà
des enfants, on peut lui faire prendre des médicaments, sous prétexte de veiller à sa santé.

La tentative d'avortement est punie comme le
crime lui-même; ceci sous réserve, évidemment,
de ce qui concerne la femme enceinte qui, n'étant
pas punissable que si l'avortement a rendu son
effet, ne saurait être inquiétée pour la seule tentative.

La femme accusée d'avortement peut se refuser à une visite médicale; elle n'est, du reste, en
aucun cas, tenue de s'y soumettre. Mais com-

ment interprétera-t-on cette résistance? Le magistrat déçu, mécontent, ne manquera pas de dire: — Si vous ne voulez pas vous laisser voir, c'est que vous êtes coupable, c'est que vous avez quelque chose à cacher; voilà la preuve de votre crime!

En définitive, que peut-il arriver? L'obstination ne pourra en rien aggraver la situation de l'accusée. Si on l'examine, on verra sans peine, au moins quatre-vingt-dix fois sur cent, les traces de l'avortement. Si elle refuse, il y a doute, la certitude du crime n'est pas établie. Que l'on donne telle signification que l'on voudra à cette résistance, ce ne sera jamais qu'une signification, ce ne sera pas une preuve. Il est donc évident que vaut mieux ne pas se laisser visiter, on bénéficie ainsi de doute.

———)o(———

# L'Ecole de la Séduction et l'Art de Plaire

## Plus d'hésitation ni de déception en amour

### Grâce aux Secrets dévoilés par les Drs J. F et Raphaël SALDO

Cet ouvrage explique clairement tous les dessous de la vie.

C'est le Guide des jeunes gens et des jeunes filles, c'est le Bréviaire des Amoureux par excellence.

Les hommes trouveront, dans ce livre, ce qu'ils doivent faire pour réussir dans leurs conquêtes amoureuses, ce qu'ils doivent éviter, ce qu'ils doivent rechercher et le moyen de reconnaître les qualités et les défauts.

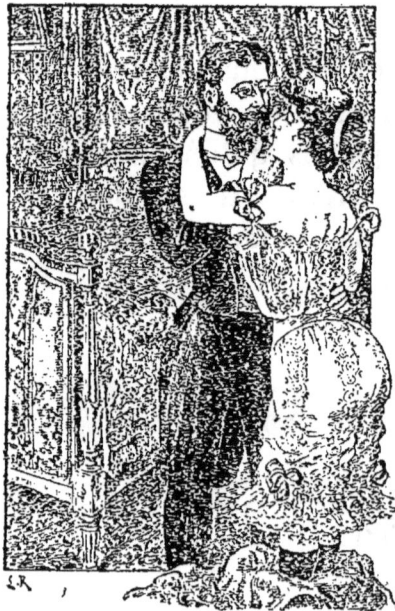

Les femmes y apprendront le *secret des grâces* et des *caresses, les artifices de beauté, la coquetterie.* Elles sauront reconnaître les dessous de la vie des hommes, leurs défauts et leurs pièges, elles y verront tout ce qu'elles ignorent.

A tous, cet ouvrage apprend les vérités sexuelles *et celles de l'amour ce maître du monde !* Il révèle les folies et les tares passionnelles et tout ce qu'il importe de savoir à l'âge où commence à se faire sentir le besoin de reproduction.

Ce volume, illustré de 22 curieuses gravures et de magnifiques planches hors texte et couverture en couleur par Gaston Noury.

*Prix : 4 fr. — Franco : 4 fr. 50*

# XIV

## De la déclaration du fœtus

En justice, les termes médicaux au sujet du fœtus ne sont pas les mêmes qu'en médecine. Ainsi, par *avortement*, le médecin entend l'expulsion naturelle d'un fœtus mort. En justice, c'est une *fausse couche*. Pour qu'il y ait avortement, il faut que l'expulsion ait eu lieu à la suite de manœuvres criminelles ; le terme *mort-né* est encore autre chose. Au point de vue légal, est considéré comme mort-né tout enfant venu au monde après 180 jours de gestation, c'est le temps nécessaire pour que la justice considère l'enfant comme viable.

De quatre à six mois, le produit de la conception est dit *fœtus* et au-dessous de quatre mois, *embryon*.

Le mort-né doit être présenté à l'officier de l'état civil et être inhumé, conformément à la loi. Un arrêt de la Cour de Cassation de 1874 déclare que l'être qui vient au monde avant 180 jours ou six mois, est privé non seulement de la vie, mais des conditions organiques indispensables à l'existence, ne constitue qu'un produit innommé et pas un enfant, que ce n'est point en vue d'un pareil être qui, suivant que sa venue au jour se rapproche davantage de l'époque de la conception, peut ne pas même présenter les signes distinctifs de la forme humaine; le décret de juillet 1806 a prescrit la présentation du cadavre de tout enfant mort né à l'officier de l'état civil; qu'une telle représentation, sans utilité pour l'intérêt social, pourrait, dans certains cas, blesser la pudeur publique.

Or, la limite qui fixe à 180 jours la viabilité de l'enfant est absolument arbitraire. En effet, on ne voit pas comment un médecin pourrait affirmer qu'un fœtus a 160 ou 180 jours de gestation, rien ne peut le guider. Du reste, on a vu des enfants bien constitués et bien portants, venus au monde à six mois de gestation!

Dans les grands centres, les familles ne savent comment se débarrasser des embryons et des fœtus; on les jette dans les fosses d'aisance, dans les égouts, sur le ordure. L'autorité recherche la provenance de ces fœtus. Souvent les commérages font suspecter une jeune fille, une veuve. Alors même qu'une enquête justificative n'est pas ouverte, la réputation de ces femmes reste gravement compromise.

Une affaire de ce genre fut particulièrement scandaleuse dans une ville des environs de Paris: on trouva un fœtus sur un tas de fumier, les présomptions s'élèvent contre une jeune fille qui allait se marier. Un jeune substitut, en l'absence du procureur, ordonne l'arrestation de l'inculpée, ce qui fut exécuté au moment même où le cortège nuptial sortait de l'église. L'expertise révéla que la mariée était vierge. Le scandale fut énorme et le substitut révoqué.

Pour parer à tous ces inconvénients, en 1868, le préfet de la Seine, après entente avec le parquet, après avoir pris l'avis des médecins, adressa une circulaire aux maires des arrondissements, prescrivant la déclaration de naissance des fœtus à partir de quatre mois. Mais les événements de 1870-1871 firent oublier cer arrêté. L'état antérieur persista et on continua à apporter à la Morgue un nombre considérable de fœtus trouvés u npeu partout, à tel point qu'en 1882 une nouvelle circulaire fut adressée, prescrivant la déclaration de tous les embryons, même de six semaines. Ces prescriptions ont été à peu près suivies, malgré quelques protestations.

En résumé, la jurisprudence semble à peu près constante et on doit se conformer aux principes suivants: avant six mois, pas de déclaration obligatoire; après six mois, déclaration en vertu de la loi sur les inhumations.

Les médecins et sages-femmes ne sont pas tenus de déclarer les cas d'expulsion de produits embryonnaires au-dessous de six mois.

D'après cela, si on ne fait pas la déclaration, on n'aura rien à se reprocher ; si on la fait, on aura tout aussi bien agi !

En général, voici ce qui se passe: Le médecin qui soigne une femme ayant fait une fausse couche, et si le fœtus est de quatre à six mois, fait la déclaration, afin que le peti tcorps puisse être inhumé. S'il constate quelques anomalies pouvant faire supposer des manœuvres abortives, ce n'est pas à lui à s'en préoccuper, il donne des soins à une malade et doit garder le secret le plus absolu sur telle ou telle situation. Après six mois, la déclaration est absolument obligatoire ; c'est alors le *médecin des morts* qui est chargé de vérifier à domicile et c'est à lui qu'incombe l'obligation de rechercher si l''avortement est spontané ou criminel.

Le docteur Luthaud a rapporté qu'ayant présenté à la mairie un fœtus de quatre mois et demi, provenant de parents qui voulaient rester inconnus, on refusa tout d'abord d'accepter le dépôt. L'administration émettait la prétention d'envoyer les pompes chercher le petit cadavre à domicile ; il fallut de longs pourparlers pour faire accepter le dépôt.

————)o(————

## XV

### L'abandon de l'enfant. — L'infanticide

Dans une société qui se dit civilisée, qui édicte des lois sévères contre des gens mariés ou non, qui commettent le crime de détruire le produit de la conception, à peine formé dans le sein de la mère, on voit la loi admettre le désaveu de maternité et interdire la recherche de la paternité. Ainsi, d'un côté, punition de l'avortement; de l'autre, admission de reniement de fruit. En effet, admettre la déclaration d'un enfant né de père et de mère inconnus, c'est consacrer bénévolement l'abandon de l'enfant.

Le peu de sollicitude que montre le Code pour la descendance ne s'applique qu'au fruit légitime, alors que logiquement la loi devrait justement se porter sur la créature de parents non mariés.

Comment expliquer que l'on se plaigne de la diminution des naissances et que l'on encourage les citoyens à multiplier leurs descendances et qu'en même temps on se détourne avec insouciance de la masse des êtres qui naissent par hasard, végètent et meurent dans les mains de l'Assistance publique, ou grossissent l'armée du crime et de la prostitution.

On a l'audace de dire que reconnaître les enfants illégitimes c'est leur donner des droits égaux à ceux légitimes et que ce serait encourager l'irrégularité des unions et à abaisser le mariage.

C'est un raisonnement archi-faux. En effet, qui encourage les unions illégitimes et la naissance des enfants naturels, si ce n'est la certitude qu'ont les parents de pouvoir abandonner leur progéniture et la désavouer effrontément. Le père et la mère mariés regardent à deux fois à mettre au monde un enfant dont ils ne peuvent esquiver la charge ; l'amant et la maîtresse donnent la vie délibérément à une malheureuse créature qu'ils rejettent ensuite sous le couvert de la tolérance placide de la loi.

Il serait temps que l'on veuille bien considérer que le fruit, de quelque provenance qu'il vienne, soit considéré avec le même intérêt, avec une égale sollicitude, contre l'égoïsme, la veulerie et la cruauté des procréateurs.

La recherche de la paternité est repoussée parce que, dit-on, elle donnerait lieu à trop de chantage et deviendrait un piège où tomberaient trop d'hommes innocents. C'est un argument puéril. Songe-t-on à préserver le passant du voleur qui, craignant d'être pris, jette dans sa poche l'objet qu'il vient de voler ? La paternité ne saurait être imputée que d'après des raisons plausibles et sérieuses. Il est certain que cela gênerait les aventures passionnelles et serait de nature à réfréner quelque peu la légèreté des mœurs. Où en serait le mal ?

Quant au désaveu de la maternité, on le tolère, dit-on, par crainte de pousser la mère à l'infanticide, soit par crainte du déshonneur, soit par désespoir et effroi de la responsabilité au-dessus des forces d'une femme seule, qu'implique la reconnaissance d'un enfant. Il est évident que du moment que le père peut se dérober aux charges qu'il devrait accepter, il est impossible d'exiger que la mère seule les remplisse. Et le désir que l'on a eu d'exonérer l'homme des responsabilités que peut lui créer sa virilité, en la prodiguant aveuglément, a fait que l'on en est venu à dégager également la femme de ses devoirs naturels.

L'on cherche à instruire l'adolescent, à moraliser l'adulte, et l'on n'essaie pas d'assurer l'existence du nouveau-né, l'on tolère qu'il soit jeté dans la vie, isolé, repoussé par ses parents, voué à toutes les misères physiques et morales.

Cependant à côté de l'indifférence insensée de la loi pour l'enfant naturel dans tout ce qui touche à sa vie matérielle et intellectuelle, on la voit tout àcoup se dresser vengeresse, si l'on attente à l'existence de celui qu'elle dédaigne et compte pour rien.

La mère peut renier son enfant, le laisser mourir à l'hospice, elle est condamnée avec une rigueur exceptionnelle si elle le tue !

————)o(————

# XVI

## De la stérilité

La stérilité, ou impossibilité de perpétuer son espèce, se rencontre plus rarement chez l'homme que chez la femme. Cette infirmité était regardée comme un opprobre par les anciens peuples, et les lois non seulement accordaient, mais ordonnaient le divorce des unions stériles, parce qu'alors les mariages se faisaient dans le but d'augmenter le nombre des citoyens et non comme aujourd'hui, dans un but d'étroit égoïsme et de bien-être personnel.

Plus les mœurs d'un peuple sont pures, plus les femmes désirent le mariage et la fécondité. Ce n'est qu'aux époques de la corruption et de la décadence que la femme redoute de devenir mère. Dans l'Inde et l'Egypte, les femmes stériles se désolaient de leur état, les hommes ne cessaient de les accabler d'humiliations. La stérilité était une honte chez les Hébreux et ils la regar-

daient comme une punition du ciel. Les femmes
romaines foulaient aux pieds la pudeur et se sou-
mettaient, pendant les Lupercales, aux caresses
des prêtres pour obtenir la fécondité.

Chez nous, il n'y a pas encore longtemps, les
femmes stériles suspendaient des amulettes à
leurs flancs, faisaient de pieuses neuvaines, al-
laient en pèlerinage et faisaient de riches offran-
des aux saints réputés pour guérir de la stérilité.
Cette réputation n'était d'ailleurs point menson-
gère, car toutes les femmes bien conformées,
mais mariées à des hommes imparfaits ou im-
puissants, revenaient fécondées de ce pèlerinage.
Comment cela s'opérait-il? Interrogez l'histoire,
consultez les chroniques des siècles passés et
vous apprendrez que le moyen mis en usage était
le même que celui des païens!

On distingue généralement les causes de la
stérilité en deux ordres: les uns dépendent de
l'absence d'un ou plusieurs organes du système
génital, ou d'un vice de conformation incurable
de ces organes. Ainsi, un homme privé de testicules, de vésicules séminales; une femme sans
matrice ou sans ovaires, seront nécessairement et
absolument stériles. Les autres causes seraient
dues à des imperfections ou à des maladies auxquelles l'art peut porter remède. Parmi ces dernières causes, les unes peuvent se combattre facilement, les autres, au contraire, exigent un
traitement fort long et qui, souvent, lasse la pa-

tience du sujet. Nous nous bornerons à ce ré·
sumé:

Chez l'homme: l'atrophie des testicules et
leurs diverses maladies, l'hydrocèle, le sarcocèle,
le varicocèle, l'orchite; l'oblitération des canaux
déférents, leur dilatation·

Les maladies des vésicules séminales. La dé-
générescence du sperme.

Les pertes séminales, les maladies de la prostate.

Les imperfections de la verge.

Les rétrécissements, les fistules de l'urèthre.

L'épispodias et l'hypospadias. Le phymosis.

Les maladies de la moelle épinière.

Chez la femme: les maladies des ovaires, les
altérations des trompes et leur rétrécissement.

L'angustie ou étroitesse du vagin, son oblitération, son excessive largeur.

La trop forte acidité des mucosités vaginales
sont des causes assez fréquentes de stérilité.

Les fistules vaginales, les polype, etc.

Le défaut d'ampleur et l'atrophie de la matrice,
l'occlusion du col de la matrice.

Les dérangements de la menstruation.

Enfin, certaines circonstances dépendant de
causes inhérentes à la constitution de la femme.

La plupart de ces affections sont du domaine
de la chirurgie pour la guérison.

Les causes de la stérilité chez la femme offrent
des moyens de guérison asse zsouvent effichaces.

L'appareil génital féminin occupant une plus grande étendue que celui de l'homme, il devient par cela même, sujet à des affections plus fréquentes et, comme nous venons de le dire, beaucoup sont curables ; la femme ne doit donc pas se désespérer des insuccès d'un traitement médical hygiénique ; car il arrive quelquefois que la nature, plus forte que l'art, lui octroie, lorsqu'elle s'y attend le moins, la fécondité dont elle était privée.

L'étroitesse excessive du vagin, provenant de cicatrices vicieuses, d'adhérences, d'épaississement, d'induration des parois vaginales, s'oppose à la libre introduction du pénis et, par conséquent, à la fécondation. On a vu des vagins tellement raccornés et calleux par l'abus des astringents que les corps les plus minces ne pouvaient y pénétrer.

L'état contraire, c'est-à-dire l'excessive largeur du vagin, surtout lorsque ce conduit est continuellement baigné de mucosités ou de flueurs blanches, est un obstacle à la fécondation.

Les parois du vagin se trouvant dans un état de flaccidité, ne peuvent embraser l'organe viril et retenir la liqueur séminale qui, aussitôt émise, s'écoule de la vulve.

Le défaut de cavité de la matrice, l'occlusion de son col sont nécessairement des causes de stérilité incurables.

Les malformations de l'hymen empêchent

quelquefois la conception, mais en général, elles sont curables.

Chez la petite fille qui vient au monde, l'hymen se présente sous la forme de collerette saillante, en forme de bourse plissée, comme une blague à tabac en gargouille. Mais la forme la plus commune est la forme labiée.

Chez la petite fille, il laisse pénétrer un stylet d'environ dix millimètres de diamètre; chez la fille pubérée, le petit doigt tout au moins. Très tendue lorsqu'on écarte les cuisses, cette membrane se relâche et se replie en gousset lorsqu'on les rapproche, permettant ainsi l'entrée facile du doigt. Assez fréquemment, son bord libre représente une, deux ou plusieurs encoches naturelles.

Une des plus rares variétés de la membrane hymen est celle désignée sous le nom d'hymen biperforé ou double. Dans ce cas, l'hymen représente deux orifices latéraux plus ou moins irréguliers, séparés par une mince brandelette membraneuse.

Le docteur Demange, de la Faculté de Nancy, en a observé un cas dont voici l'observation:

« Madame X..., âgée de trente ans, se présente à notre consultation; mariée à vingt-deux ans, elle devint veuve six ans après, sans avoir jamais eu de signe de grossesse. Elle désire actuellement se remarier et serait heureuse de savoir si elle est capable de devenir enceinte. Elle se plaint de tiraillements dans le bas-ventre, de besoins fré-

11

quents d'uriner et déclare que la mixtion est toujours plus ou moins douloureuse. Elle est bien
réglée, n'a pas de flueurs blanches, n'a jamais eu
d'écoulement vaginal ; elle est, du reste, d'une
bonne santé.

« Je procède à l'examen des parties génitales ;
essayant de pratiquer le toucher, je constate que
l'on peut à peine introduire le bout du doigt qui
éprouve la résistance de la membrane hymen ; en
autre, le toucher est excessivement douloureux.

« Regardant alors directement et écartant les
grandes lèvres, je reconnais immédiatement qu'à
l'orifice du canal de l'urèthre, il existe une petite
tumeur d'un rouge vif, le contact du doigt sur
cette petite tumeur est excessivement douloureux.
Il s'agit là d'une sorte de polype ou tumeur hé-
morrhadiale de l'urèthre.

« Examinant ensuite l'orifice du vagin, je reconnais que la membrane hymen persiste dans
toute son intégrité, mais présentant la conformation suivante: elle a l'aspect d'un diaphragme
parfaitement régulier, occupant tout l'orifice du
vagin et est partagée en deux par une cordelette
membraneuse, s'insérant en avant sur le bord de
l'hymen auquel il fait suite directement, juste en
arrière de l'orifice de l'urèthre, et allant rejoindre
le bord postérieur de l'hymen. Cette cordelette
est un peu aplatie et mesure environ trois millimètres de large, les bords en sont parfaitement
réguliers. D'autre part, les bords libres de l'hy-

men lui-même sont minces, très réguliers, n'offrant aucune déchirure, ni aucun aspect frangé.

« Il résulte donc de cette disposition que l'hymen est ici constitué par un diaphragme percé de deux trous absolument symétriques, séparés l'un de l'autre par la petite cordelette membraneuse que nous venons de décrire et qui fait partie de la membrane hymen elle-même. Chaque orifice pouvait admettre l'introduction de la phalangette du petit doigt et dès qu'on pressait un peu, on provoquait des douleurs assez violentes ; on pouvait se convaincre que la cordelette qui séparait ces deux orifices était très résistante.

« Cette disposition est intéressante à signaler, car elle explique comment les tentatives de coït provoquant des douleurs violentes, étaient restées infructueuses. Jamais un coït complet n'avait eu lieu, la bandelette membraneuse ne s'étant jamais laissée rompre.

« Il faut sans doute expliquer par les pressions répétées, produites sur cette bandelette implantée en arrière de l'urèthre, la dilatation de son orifice externe et la production de cette petite tumeur. Il a suffi de sectionner cette bandelette pour transformer l'hymen biperforée en un hymen à forme de diaphragme percé d'un trou central ; ce trou était assez large pour permettre avec précaution l'extrémité du petit doigt. La petite tumeur a été excisée. Le lendemain, la miction se faisait sans douleur. Peu de temps après, cette dame s'est remariée et nous savons qu'elle est devenue enceinte.

Une malformation de l'hymen relativement rare est celle de l'imperforation de la membrane. Elle passe ordinairement inaperçue jusqu'à la puberté, époque à laquelle elle donne lieu à la rétention des règles et des accidents assez graves. En voici un cas constaté par le docteur Osieki:

« Je suis appelé à Sainte-Menehould, où j'exerçais alors (1881), par M. B..., maître maçon, pour sa fille âgée de quatorze ans, non réglée, souffrant de douleurs abdominales intolérables et qu'un confrère — sans examen préalable sans doute — avait qualifié de viscérales.

Cette jeune fille présente un superbe développement de poitrine, des seins fermes, pleins. Passant ma main sous la couverture, sentant le ventre gros, voyant l'enfant se tordre, pousser des cris axreux, j'eus l'idée d'un accouchement et, bizarrerie encore plus grande, le doigt entre les grandes lèvres, sentait quelque chose de rond, assez ferme qui pouvait faire croire à une présentation du siège au moment de l'expulsion.

« Les couvetures rejetées, je puis rassurer les parents horriblement inquiets. Je me trouvais en présence d'une tumeur brunâtre, d'une membrane extrêmement résistante. Ayant vidé la vessie, et diagnostiqué une imperforation, j'implantai au milieu mon bistouri, je fis une incision de

1 centimètre et demi et donnai issue à 575 grammes d'un sang rouge brun.

« Le soulagement fut immédiat, les suites très simples... La menstruation s'établit assez bien; mais, un an après, je crus bien faire, dans l'intérêt du futur époux, en pratiquant une ouverture de deux centimètres plus large.

« Aujourd'hui, santé parfaite, belle fille, mariée peut-être. J'ai quitté le pays et n'en ai plus eu de nouvelles.

On connaît d'assez nombreux exemples de grossesse avec intégrité de la membrane hymen; mais il faut admettre, dans ce cas, la perforation de la membrane qui a permis l'entrée de la liqueur séminale. A ce propos Fabrice d'Aquopendente a fait un exposé assez curieux en des termes anciens qui en permettent heureusement la citation:

« Il me souvient ici, dit Fabrice d'Aguapendente, d'une question qui me fut proposée un jour par un prestre; à savoir s'il est possible qu'une femme conçoive sans conjonction d'homme, et sans que la verge entre dans la vulve; parce qu'il avait sccu d'un jeune homme et d'une fille qu'était amoureux l'un de l'autre et se trouvait ensemble eux deux tout seuls, parmy les baisers, caresses, embrassements mutuels qu'ils se faisaient, se tenant debout, la fille permit que son serviteur touchât à peine du bout de sa verge l'orifice de la vulve; lui en cette ardeur, malgré

qu'il en eût, deschargea à l'entrée de la vulve et
de là, sans que la verge fût entrée aucunement
dedans, cette fille devint enceinte. L'un et l'autre auraient bien pu avouer en toute liberté d'a-
voir eu l'accointance toute entière, si cela eût été,
puisqu'aussi bien la fille se trouva enceinte ; mais
tous deux assurèrent constamment que la verge
n'avait aucunement entré dans la vulve. Je dis
là-dessus, qu'en ce rencontre, la conception se
pouvait faire parce que tous deux était jeunes et
brûlants d'amour, il s'était pu rencontrer que
dans la posture ou se mirent ces deux amants, le
trou du gland se trouvait directement opposé et
conjoint à celui de l'hymen et, partout que la semence jettée d'impétuosité par l'homme avait pu
entrer dans la vulve par le trou de l'hymen, et là
être attirée en haut par une puissante faculté attractrice de la matrice tout le long du fourreau
de la vulve, et estait reçue dans la matrice, faire
que cette fille concent, car Platon assure que la
matrice a une insigne faculté attractrice, lequel
aussi compare la matrice à un animal qui serait
dans un autre. Cette histoire donc est probable ;
mais pour cette autre qui est rapportée par Ave-
roes, de la semence d'un homme jettée dans un
bain et ravie par la vulve d'une femme, d'où elle
serait venue à concevoir, elle semble de tout absurde, et ne doit être tenue pour véritable. »

Les cas dans lequel l'hymen, régulièrement
perforé, persiste dans les conditions où il aurait

dû être détruit, sont le résultat ou bien de la résistance seule de l'hymen, cas le plus fréquent, ou bien à l'insuffisance des forces destinées à surmonter l'obstacle.

Jusqu'au mariage, cette persistance n'a pas autrement d'inconvénient. Mais le jour où il met obstacle à la copulation, l'hymen peut devenir un obstacle gênant. Plus d'une fois, on l'a vu devenir la cause d'une violente irritation des parties génitales externes ; dans plus d'un cas, on l'a vu introduire le trouble dans la famille. Comme nous venons de le voir plus haut, l'hymen peut être une cause de stérilité, mais aussi plus d'un chirurgien a vu la stérilité cesser après la destruction d'un hymen résistant.

Toutefois, on ne doit pas conclure de là qu'un hymen résistant conduise fatalement à la stérilité. On a rapporté le cas de ce mari qui demandait la dissolution de son mariage, parce qu'il ne pouvait pas avoir de rapports complets avec sa femme ; or, à l'examen, la femme fut trouvée enceinte et une incision détruisit l'obstacle.

Lorsqu'il n'existe aucune difformité, aucune lésion organique du système génital et que, néanmoins, l'individu reste stérile, le pronostic d'une stérilité perpétuelle est très difficile à établir, car il est des cas où l'âge, le changement de vie, de lieu, le régime hygiénique et diverses circonstances peu connues, opèrent une révolution dans l'économie et, de stériles qu'ils étaient, l'homme et la femme se trouvent tout à coup aptes à engendrer.

Il convient de bien se pénétrer de ceci, c'est que le traitement purement rédical ne peut rien contre la stérilité. Toutes les drogues données en pareille occurrence ne peuvent qu'éloigner le but qu'on se propose d'atteindre. Si la stérilité est incurable, tout devient inutile et même nuisible; si elle est curable, c'est à la chirurgie, lorsqu'il y a obstacle ou vice de conformation, à reconstituer les organes dans leurs formes et directions normales; c'est ensuite à l'hygiène, prise dans toute son extension, qu'il appartient de tirer des organes de leur engourdissement, de les tonifier, d'accroître ou de modérer leur vitalité; c'est à l'hygiène de rénover, de reconstituer l'être humain par le régime, l'alimentation, les exercices de gymnastique, les bains, etc., etc., et par tous les moyens dont elle peut disposer.

Mais auparavant de se désespérer, il ne faut pas négliger un traitement qui réunit assez souvent lorsque les liquides qui baignent le vagin sont acides; il faut alors faire usage d'injections vaginales alcalines pour neutraliser ce milieu acide, parce qu'on sait que le mucus alcalin de la matrice est spécialement favorable à la vitalité des spermatozoïdes. On se servira donc de bicarbonate de soude, à la dose d'une cuillerée à bouche par litre d'eau, de Vichy ou de Vals. Ou encore, ce qui vaut mieux, une injection contenant du bicarbonate de soude et 150 grammes de sucre par litre, afin de donner aux spermatozoïdes un milieu très favorable ; cette injection sera prise le soir avant le coucher pour être conservée en partie toute la nuit.

Quand tout a échoué, pourquoi hésiter à recourir à la fécondation artificielle qu'on pratique aujourd'hui si facilement ? Le vagin étant alcalinisé depuis quelques jours au moyen d'injections précédentes, le médecin arrive quelques minutes après le coït, l'heure étant prise à l'avance, fait mettre la femme dans la position dorsale, introduit un spéculum dans les vulves ouvertes, ramasse le sperme sur leurs faces internes ; il prend une sonde intra-utérine avec laquelle il recueille une petite quantité, quelques gouttes de liquide fécondant, qu'il porte dans la cavité utérine. Les seules précautions à prendre sont d'aller vite et d'étuver convenablement les instruments, et surtout ne se servir d'aucun liquide antiseptique, car les spermatozoïdes seraient tués sur place. Avec ces précautions, cette petite opération est toujours possible et peut être renouvelée, en cas d'insuccès, sans inconvénient.

———)o(———

# La Reine du Sabbat

*Grand roman passionnel.*

Par Gilbert LALLIER.

Belle couverture en couleurs et nombreuses illustrations
par Gil BAER.

La Reine du Sabbat est une véritable et historique peintur
des pratiques démoniaques.

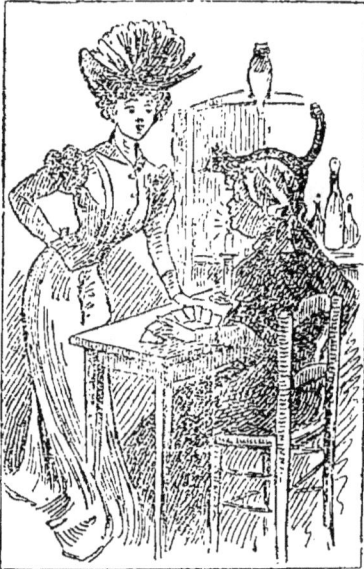

C'est un livre indispensabl
pour tous ceux qui s'intéressen
à la magie, au satanisme et au
messes noires.

On sait que c'est leur côté éro
tique qui rend les messes noire
si attrayantes pour une certain
catégorie d'érotomanes et d
blasés. Le corps nu d'une bell
femme étendu sur l'autel, voilà
ce qui attire ver; la religion sa
tanique des gens qui ne croien
pas plus au diable qu'au bo
Dieu. Ils éprouvent un frisso
charnel, sinon diabolique, e
voyant le faux-prêtre s'age
nouiller devant cet autel *su
generis* et s'adonner à une séri
de gestes sur lesquels il nou
est impossible d'insister. Nou
renvoyons les amateurs à l
Reine du Sabbat où ils trouveront tous les renseignement
précis à ce sujet.

*Prix : 3 fr. 50*

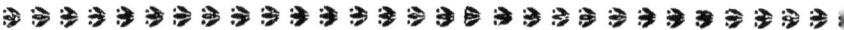

# MADAME BÉZU

Par Charles VAL

Couverture en couleurs et nombreuses illustrations par
LUBIN DE BAUVAIS.

*Madame Bézu* est l'histoire d'un ménage à trois. Person-
nages principaux : la petite dame, le cocu... et l'autre.

Tout le monde, ou à peu près, peut être cocu c'est évident. Mais il y a cocus et cocus, comme il y a fagots et
fagots... C'est tout un art, de savoir être cocu d'une façon
digne et convenable, surtout lorsqu'on est cocu de bonne
volonté...

*Prix : 3 fr. 50*

# XVII

## De l'impuissance

L'impuissance diffère de la stérilité, en ce qu'il est possib le d'être apte à exercer le coït, sans cependant l'être à la fécondation, de sorte qu'on ne peut pas être impuissant sans être en même temps stérile, tandis que l'impuissance n'accompagne pas nécessairement la stérilité.

L'homme est bien plus sujet à l'impuissance que la femme, parce que la conformation des organes génitaux de cette dernière lui permet presque toujours de se livrer, au moins d'une manière passive, aux caresses de l'homme.

Les causes de l'impuissance peuvent être divisées en externes ou apparentes, et internes ou morales.

On compte parmi les premières, chez l'homme, les suivantes: 1° L'absence congénitale ou accidentelle de la verge, quand le défaut de cet organe est tellement absolu que le corps caverneux ne fait plus une saillie suffisante pour permettre la moindre introduction dans les parties sexuelles les plus extérieures mêmes de la femme.

2° Certaines difformités de la verge, telle que son obliquité, sa tortuosité, sa bifurcation, ou ses dimensions excessives. Cette cause n'est jamais que relative. Il faut avoir égard, dans le premier cas, à l'écartement de l'angle formé par la bifurcation; car, si l'angle n'est pas tel que l'extrémité du vagin, ou du moins de l'une d'elles, ne puissent se présenter au vagin, sous quelque position que ce soit du corps de l'homme, ou de la femme seulement, ou des deux à la fois; l'impuissance n'est pas non plus indubitable; l'état, et surtout l'ampleur du vagin de la femme doit être aussi prise en considération. Dans le second cas, on considère le rapport qui existe entre les dimensions des organes de l'homme et de la femme. Mais quoique certains aient pensé que les dimensions démesurées de la verge doivent être admises comme motif d'impuissance, eu égard aux inconvénients physiques et moraux qui peuvent résulter de cette disposition, cette opinion n'a pas été adoptée, d'un côté, parce que les dimensions appelées excessives ne le sont jamais que relativement à tel ou tel individu, donnée la grosseur de la verge qui excite de la douleur chez certaines femmes, procurant à d'autres des sensations voluptueuses. D'un autre côté, parce que la dilatibilité du vagin est telle que les apports

lents et gradués finissent toujours par le mettre
en état de recevoir le pénis ; enfin, parce que à
l'égard de la longueur démesurée du membre viril, si elle expose la femme à des contusions dangereuses du col de la matrice, certaines précautions faciles remédient à ce luxe de la nature et
en diminuent les inconvénients.

3° L'absence des testicules ; c'est à tort qu'on
a rangé cet état parmi les causes d'impuissance,
puisqu'il n'exclut pas la faculté d'entrer en érection ; mais c'est une cause absolue de stérilité et,
par conséquent, d'interdiction de mariage. D'ailleurs, il faut que l'absence soit complète, et on
ne peut alors le constater que quand elle résulte
d'une opération ou d'un accident. Hors ce cas,
il n'y a que doute et incertitude, l'absence des
testicules dans les bourses n'indiquant pas toujours que ces organes n'existent point, puisqu'on
sait qu'ils ne descendent dans les bourses qu'à un
certain âge, et que, chez certains individus, ils
restent cachés dans l'abdomen à une plus ou
moins grande distance de l'anneau inguinal.

Une question assez oiseuse s'est élevée à ce sujet. On a demandé si un homme peut engendrer
quelque temps après avoir perdu ses testicules.
La chose n'est pas douteuse, si l'individu pouvait se livrer à l'acte vénérien aussitôt après avoir
été mutilé, car le sperme contenu alors dans les
vésicules séminales est assurément prolifique ;
mais on ne conçoit pas qu'un homme songe aux

plaisirs de l'amour quand il vient de subir une
pareille mutilation et, lorsqu'il est guéri, la petite
quantité de sperme qui se trouvait dans les vésicules a été en partie résorbée, en partie dénatu-
rée par le fluide que sécrètent sans cesse les parois de cet organe.

4° Les hernies irréductibles et l'hydrocèle, lorsqu'elles sont assez volumineuses pour effacer entièrement la verge et rendre le coït impraticable,
dans quelque position que ce soit du corps de
l'homme ou de la femme.

Indépendamment de ces causes, il en existe
d'autres qui ne sont pas à la portée du toucher et
desquelles résulte une impuissance qui n'est pas
caractérisée par des signes positifs, appréciables
aux sens. Ceux-là forment deux séries bien distinctes. A la première appartiennent tous les vices organiques des parties internes de la génération qu'on ne peut reconnaître qu'à l'autopsie.

La seconde comprend tout ce qui détermine un
état général de faiblesse, l'âge, certaines consti-
tutions, l'abus prématuré des plaisirs sexuels ou
de la masturbation, la contention habituelle de
l'esprit, l'état de maladie ou de convalescence,
l'irritation violente de quelque organe important,
dans l'ivresse ou à la suite d'excès de table, la
plupart des maladies mentales, etc. Toutes ces
causes ne présentent qu'obscurité et incertitude.

Les causes apparentes de l'impuissance de la
femme sont:

1° L'absence du vagin.

2° L'oblitération congénitale ou acquise de ce canal, lorsqu'il n'est pas possible d'y porter remède en invoquant le secours de la chirurgie.

3° Le resserrement excessif du vagin. Cet état peut dépendre de plusieurs causes différentes qui en font varier le degré d'importance, telles qu'une dépression considérable du pubis s'opposant à l'acte copulateur, une continuité naturelle de substance sans aucun vide dans l'épaisseur du canal. Cependant il existe des femmes qui, bien qu'ayant le vagin tellement étroit qu'on pourrait à peine y introduire un crayon, n'en sont pas moins devenues enceintes.

4° L'ampleur excessive du vagin, mais seulement quand elle résulte de la rupture du périnée et de la communication de la vulve avec l'anus, etc., etc.

Les principales causes morales de l'impuissance sont: la haine, le dégoût, la crainte, la timidité, une ardeur excessive des désirs, divers écarts d'imagination et, en un mot, toute passion fortement excitée, c'est-à-dire toute action cérébrale assez forte pour diminuer celle des organes génitaux, dont le coït, au contraire, exige l'exaltation. Mais ces causes n'enchaînent pas l'aptitude à la copulation, n'agissent pas, par conséquent, non plus que chez l'homme, puisque leur concours, même au plus haut degré d'intensité, n'exclut pas la fécondité chez la femme. D'ailleurs elles ne peuvent rendre l'homme lui-même impuissant que durant un laps de temps plus ou moins long, et leur influence cesse aussitôt que l'organe de la pensée entre en repos, ou n'est plus agité par une surabondance intempestive d'activité.

Le coït, a-t-on dit, pour être bien fait, veut la complaisance, la tranquillité, le silence et le secret ; il est arrêté comme par enchantement, par le bruit, la frayeur, la crainte, la publicité, la défiance en ces propres forces, la jalousie, le mépris, la répugnance, la malpropreté, un amour trop respectueux et tout ce qui peut allumer l'imagination.

Le traitement de l'impuissance consiste à faire cesser ou corriger, quand on le peut, les vices de conformation, à reposer les forces lorsqu'elles sont troublées, et à ramener au repos les fonctions si elles sont troublées, le cerveau surtout, dont l'activité excessive enchaîne celle des organes générateurs. Si ces derniers sont plongés dans l'inertie par suite de l'abus qu'on en a fait, il reste peu de ressources. Ces prétendus excitants internes ou externes, l'électricité, la flagellation, l'urtication sont sans effet, ou n'en produisent qu'un précaire et momentané ; un changement total de régime et de genre de vie peut seul donner quelque espérance éloignée de réveiller les sens en ranimant l'économie toute entière. Éviter les excès, apaiser l'imagination et régulariser les fonctions digestives, c'est-à-dire traiter l'état morbide du cerveau et de l'estomac, dont l'impuissance est si souvent le résultat, telle est l'unique méthode sur laquelle on puisse fonder quelque espoir légitime de succès, pourvu toutefois qu'on n'y ait pas recours trop tard, et lorsqu'il ne reste plus aucune ressource.

Pour établir la réalité de l'impuissance en médecine légale, quelque soit le sexe, il faut constater s'il existe des causes physiques assez appréciables pour pouvoir être rigoureusement déterminées et qui excluent la faculté d'exercer un coït fécondant. Ces causes, pour impliquer l'impuissance absolue, doivent être permanentes et telles que l'art ne puisse y remédier. L'aptitude à l'exercice du coït proprement dit implique l'impuissance de l'individu chez lequel on découvre des conditions physiques qui rendent cet acte nécessairement stérile.

Les causes morales de l'impuissance ne doivent être prises en considération qu'autant qu'elles peuvent servir d'excuse à l'individu accusé d'impuissance.

Ces deux principes doivent être appliqués dans leurs rapports avec l'espèce. Ainsi, s'il s'agit d'un désaveu de paternité pour cause d'impuissance accidentelle, il faudrait, dans le cas où la cause de cette impuissance n'existerait plus, établir, si elle a existé à l'époque prétendue du coït, et la réalité devrait être prouvée par des documents irréfutables.

Pour conserver longtemps l'intégrité de la virilité des organes génitaux, il ne faut jamais les fatiguer par de trop fréquents exercices.

La propreté de ces organes est une condition indispensable de leur fraîcheur, de leur santé. Des ablutions quotidiennes sont tout à fait nécessaires pour les nettoyer des impuretés dont les recouvrent des sécrétions plus ou moins abondantes ; user avec modération des plaisirs sexuels. Ne jamais en abuser, car leur abus énerve le corps et retentit sur l'intelligence. Les amants raisonnables se persuaderont facilement que c'est doubler leurs plaisirs que de les économiser. Ne point s'épuiser par la fréquence des embrassements ; cesser lorsque la nature l'indique, et attendre, avant de recommencer, qu'elle ait suffisamment réparé les pertes.

Les transports d'une imagination érotique, les désirs immodérés de voluptés sensuelles, sont les plus dangereux ennemis de la virilité. Loin de s'exciter par des idées lubriques, l'homme raisonnable doit attendre que le réveil de l'organe lui annonce le besoin et l'instant de le satisfaire. C'est le moyen de conserver longtemps ses facultés génésiques.

Dans l'état d'indisposition physique, de santé valitudinaire ou de maladie, on doit s'abstenir du contact vénérien, par la raison que si le coït modéré est salutaire aux sujets bien portants, il est toujours nuisible aux personnes malades et languissantes.

Lorsque la tête et les membres sont fatigués, il est prudent de remettre l'acte à un autre jour, parce que la fatigue causée par le coït ne peut qu'augmenter la fatigue préexistante.

Les mets et boissons qui échauffent le sang et accélèrent sa circulation ne produisent qu'une excitation momentanée et prédisposent à l'impuissance. C'est pourquoi les hommes qui font abus de boissons alcooliques et de mets échauffants perdent de bonne heure leur virilité.

La continence stricte, prolongée, de même que l'abus vénérien, sont à craindre, parce que ces deux extrêmes détériorent l'organe copulateur et ont un même résultat: l'impuissance.

On ne doit donc jamais rassasier l'appétit vénérien, ni éteindre les désirs dans la satiété; on doit, au contraire, quitter l'autel de l'amour avec la force d'y déposer encore une offrande.

Quoique la femme puisse, sans inconvénient, répéter l'acte amoureux plus fréquemment que l'homme, elle aura néanmoins raison d'en être sobre, puisqu'il es tavéré que celles qui en abusent sont sujettes aux tristes affections des ovaires et de la matrice et, par conséquent, de l'impuissance.

————)o(————

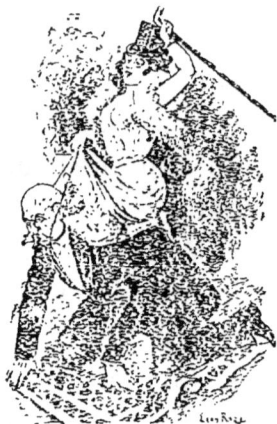

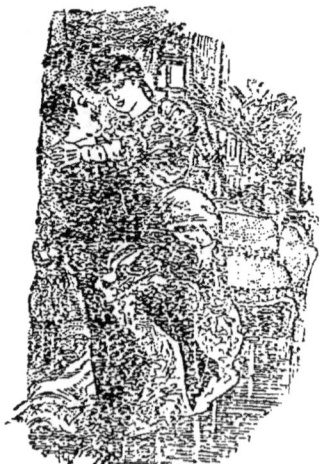

## XVIII

**Des bienfaits d'une continence modérée**
**Dangers de la continence absolue**

Il est à remarquer que, très souvent, la continence naît de la nécessité où l'on se trouve de résister à des impulsions assaisonnées du charme
de la nouveauté et renforcée encore par l'ignorance des dangers qu'il pourrait y avoir à s'y
abandonner. Aussi est-il, de ce moment, infini-
ment commun de manquer de continence et, sans
examiner quelle influence cela peut avoir sur la
santé, on peut établir que le plus grand nombre
de personnes chez lesquelles le développement du
sexe se fait avec énergie, sont conduites, ou accidentellement ou instinctivement, à des habitudes
dont l'effet est de satisfaire momentanément la
nature.

De même qu'il est de graves inconvénients at-
tachés à un excès de jouissances, lorsqu'elles ont
lieu par les voies naturelles, c'est-à-dire d'un

sexe à l'autre, au contraire, lorsqu'elles sont solitaires et que l'individu se les procure à lui-même, ce sont ces dernières surtout dont le danger
est extrême.

La continence absolue n'est pas moins préjudiciable à la santé. Ce n'est point impunément
qu'on se refuse aux penchants de la nature: il est
un âge où les jouissances physiques de l'amour
deviennent nécessaires à tout être bien organisé,
et ce n'est jamais qu'aux dépens de la bonne harmonie des fonctions et du repos de la vie entière
qu'on peut être fidèle à des vœux de continence
perpétuelle. On peut bien, par une attention particulière, réprimer la fougue d'un caractère pétu-
lant, la violence de la colère, la disposition de
l'orgueil, parce que ces affections sont des modifications du moral, qu'une éducation mal dirigée
a quelquefois rendues habituelles. Mais vouloir
vaincre la tendance de la nature qui agit dans
tous les instants pour nous faire arriver au but
qu'elle se propose, qui prépare selon ses vues les
organes propres à exécuter ses dessein immua-
ble, qui ne laisse aucun intervalle de repos dans
ses opérations, c'est s'imposer une tâche qu'on ne
peut pas raisonnablement se promettre d'achever
par la seule réflexion !

On oublie qu'en outre des organes spéciaux de
l'amour, la nature a créé le désir ; il est évident
que lorsque ces organes sont plongés dans le repos durant une longue période, perdent leur fa-

culté et tendent à s'atrophier ; mais le désir persiste, lui, au contraire ; il s'exagère en propor-
tion de sa non-satisfaction du besoin. Cela est
tellement vrai que le désir subsiste encore chez
le vieillard, alors que ses organes ne peuvent
plus lui servir à les satisfaire ; qu'il sait lui-même
à quoi s'en tenir et, malgré cela, il persiste à
chercher des occasions de réveiller ce qui est, hé-
las ! bien mort chez lui.

L'instinct sexuel est si impérieux et si naturel
que, chez les animaux, au moment du rut, l'accouplement se fait instinctivement et sans enseignement préalable, avec accompagnement de
tous les mouvements nécessaires.

Chez l'homme, c'est aussi simple, et si la vue
ne peut faciliter beaucoup l'intromission de l'organe viril dans la vulve, le toucher, qui fait défaut chez la bête, lui est ici très utile. Chez deux
sujets vierges, l'acte génital est accompli sans
tâtonnements, et une fois le contact des organes
établi, les mouvements nécessaires sont absolument instinctifs.

A l'âge de la puberté, et poussé par l'instinct
sexuel qui l'entranîe invinciblement, le jeune
garçon recherche la société de la femme ; ce n'est
pas vers une femme en particulier, c'est vers toutes. De ceci on ne peut que conclure que l'instinct sexuel est indépendant de notre volonté et
que tôt ou tard, quoiqu'on fasse, les circonstances aidant, il faudra obéir à la loi commune.

La continence est nuisible aux hommes comme aux animaux ; les regrets dont les poètes ont fait honneur à la colombe et à la tourterelle, quand elles sont privées de leurs mâles, ne pouvaient être que le témoignage des maux que courent ces animaux par une continence à laquelle ils n'étaient pas habitués.

Si la privation absolue des plaisirs de l'amour ou la continence parfaite produit de graves inconvénients, aussi bien que l'abus des jouissances, il n'en est pas de même lorsque cette privation est modérée et qu'on reste également loin des deux excès. La continence a alors de grands avantages ; le corps est entretenu plus fort et plus dispos, l'intelligence, doucement excitée, est plus vive et plus nette ; toutes les fonctions du cerveau s'exercent avec plus de perfection, et ce fluide merveilleux, destiné à porter la vie au dehors de l'individu, sert au dedans de lui-même à féconder sa propre intelligence. La continence ainsi restreinte devient un assaisonnement des plaisirs ; le désir est plus exalté, la jouissance est plus parfaite et l'état de bien-être et de joie qui succède à ces moments de délire témoignent assez que cet acte se trouve alors conforme aux lois de notre organisme.

En général, les plaisirs vénériens peuvent servir d'excellent thermomètre pour la santé, et en même temps la continence la plus absolue devient communément de rigueur pendant la maladie.

Les effets produits par la privation absolue des plaisirs vénériens fournissent les signes les plus certains de la force ou de la faiblesse primitive des organes génitaux.

S'ils sont puissants, cette privation devient une torture qui expose à de graves perturbations dans toutes les fonctions. S'ils sont faibles, cette privation n'est pas très pénible ; les pollutions sont asse zrares et peu copieuses dans le principe, mais elles produisent un effet accablant et tendent à devenir graves.

Les individus doués d'organes très énergiques ne peuvent supporter sans danger la continence absolue ; elle amène bientôt une excitation générale de l'économie qui, partagée par le cerveau, peut aller jusqu'au délire érotique.

Il peut y avoir des individus qui supportent la continence facilement et dont la vie est exempte de toute pensée sexuelle, qui ont échappé plus ou moins complètement à tout abus solitaire. Mais une vertu si parfaite n'est pas dans la nature de l'homme ou, pour parler plus exactement, ce n'est pas réellement de la vertu ; car, en tout cas, il n'y a pas eu de combat violent, lutte prolongée ; si quelque velléité s'est manifestée, la tentation était si faible qu'il n'y a pas eu de quoi se vanter de la victoire.

Cette sagesse facile et constante est d'un fâ-

cheux augure pour la puissance génitale ; et certes, l'on se tromperait fort si l'on adoptait sans
examen les explications que ces gens donnent de
leur conduite. En effet, ils attribuent ordinairement leur chasteté soutenue à la morale sincère,
aux principes religieux qu'on leur a inculqués
dès l'enfance, aux bons exemples, etc. Certainement il faut reconnaître toute la puissance d'une
forte éducation, aidée d'exemples édifiants, mais
il est autre chose chez ceux qui ont eu si peu d'efforts à faire pour réprimer leurs sens et maîtriser
leurs passions ; il y a eu défaut d'impulsion de la
part des organes génitaux et, ce qui le prouve,
c'est ce qui arrive tous les jours à des hommes
aussi moraux, aussi religieux, mais autrement
constitués ; ceux-là se hâtent de se marier, pour
échapper aux tentations perpétuelles qui les assiègent quand ils résistent, et aux regrets qui les
poursuivent quand ils succombent.

D'autres prétendent avoir été retenus par des
liens d'amitié, par des relations de famille, par
le respect dû au lien conjugal, par la crainte d'un
scandale ou d'une grossesse, par le dégoût
qu'inspirent les femmes faciles, par les dangers
que font courir les filles publiques, etc. Certes,
tous ces scrupules sont très légitimes et très res-
pectables, mais il y avait une autre raison plus
péremptoire de cette sagesse exemplaire: c'est le
calme des organes génitaux, et voici qui ne peut
laisser aucun doute à cet égard ! Quand ces per-

sonnes ont voulu faire cesser leur longue et pénible continence, elles se sont trouvées impuissantes, non pas une fois, mais habituellement, non pas avec des filles dégoûtantes, mais avec des femmes qu'ils aimaient; non pas dans une circonstance difficile, mais pendant plusieurs années de mariage, à côté d'épouses jeunes, belles et dévouées. De pareils faits, à l'époque de la plus grande virilité, expliquent parfaitement la facilité de la sagesse prolongée qui avait précédé l'époque décisive.

Beaucoup, dans ce cas, éprouvent le triste pressentiment de la catastrophe qui les attend, ayant conscience de leur faiblesse; de là leur répugnance instinctive pour le mariage, leur longue hésitation et la peine qu'ils ont à s'y déterminer.

Ces individus sont moins communs qu'on ne le pense; bien des médecins ayant gagné leur confiance sont confidents de leurs embarras, de leur excessive timidité pour les femmes, étant vu que dans plus d'une circonstance ces malheureux ont manqué de confiance en eux-mêmes, parce qu'ils sentaient qu'ils ne pouvaient pas en avoir. Il eût fallu, pour la première fois au moins, vaincre une résistance plus ou moins énergique, plus ou moins prolongée; à peine cette situation avait-elle duré quelques instants, qu'ils sentaient diminuer leurs moyens de succès, et la crainte de les voir disparaître bientôt suffisait pour les en priver tout à fait. Il ne leur restait plus alors qu'à sauver les apparences. La crainte de se retrouver dans une situation aussi humiliante les a forcés, tantôt à manquer à un rendez-vous, tantôt à rompre une intrigue commencée; ils sollicitent des faveurs en faisant des vœux pour être refusés. Quelques-uns ont eu la pensée de s'adresser à des femmes déjà connues par leurs aventures, mais ils ont redouté une compassion fâcheuse, dont leur amour-propre aurait eu à souffrir. D'ailleurs ces femmes faciles avaient trop d'expérience pour ne pas éloigner des amants si timides et ils s'aperçoivent bientôt qu'ils sont joués. Quant aux filles publiques, ils y ont souvent pensé, mais leurs besoin sn'ont jamais été assez impérieux pour vaincre la répugnance qu'elles leur inspirent.

Il faut donc apprécier à leur juste valeur ces vertus sans tache. On admet vaguement que l'inaction prolongée a la même influence sur les organes génitaux que sur les autres, c'est-à-dire qu'elle diminue leur énergie et leur activité, et que la continence absolue pouvait finir par amener une impuissance complète. Mais ce à quoi on ne réfléchit pas, c'est la cause première de cette impuissance, parce que on oublie de tenir compte de l'action permanente des testicules et du rôle essentiel de la matière séminale. On a vu des hommes les plus érotiques finir par s'accoutumer à la privation des rapports sexuels, au point de

ne plus éprouver aucun désir, et l'on en a conclu
que toutes les parties de l'appareil génital, habi-
tuées à cette longue inaction, étaient tombées
dans l'engourdissement, c'est une erreur.

Pour peu qu'on examine les faits avec attention, on constate que ce calme trompeur est loin
de ressembler au long sommeil qui précède la
puberté et peut encore moins se comparer au silence irrévocable qui suit la castration ; car l'inaction des organes génitaux chez les enfants et chez
les eunuques est due au défaut de sécrétion du
sperme ; il ne peut donc en résulter aucune émission ni, par conséquent, le moindre dérangement
dans la suite.

La réaction testiculaire ne subit pas d'arrêt ;
elle continue jusqu'à un âge avancé, et les vésicules séminales se remplissent plus ou moins
vite, plus ou moins lentement, et finissent tôt ou
tard par être distendues ; en sorte que si le sperme
n'est pas évacué en masse, d'une manière brusque, il doit s'échapper peu à peu à des époques
plus rapprochées et dans des circonstances qui
rendent cette expulsion plus difficile à comabttre.
En d'autres termes, si les pollutions nocturnes ne
se montrent pas au bout d'un temps plus ou
moins long, c'est qu'il existe des pollutions diurnes.

On cite une foule d'individus vivant dans la
continence et dont la santé n'est nullement alté-
rée, du moins en apparence. Mais qui connaît la

secret de leurs actions les plus intimes ? Qui a reçu la confidence de tout ce qu'ils éprouvent ? Il est d'ailleurs bien des personnes chez lesquelles il n'y a, pendant longtemps, que le trop-plein qui s'échappe.

L'influence des parties sexuelles sur les idées érotiques, sur les plaisirs vénériens, est directe. C'est surtout pendant le sommeil que cette action est facile à saisir, parce que, dans ce moment, aucune impression extérieure n'arrive au cerveau. Dans l'état de veille, les phénomènes sont nécessairement plus compliqués à cause du nombre et de l'importance des impressions qui viennent du dehors, qui dominent et modifient les premières ; cependant l'action des organes sexuels ne s'exerce pas moins sur le cerveau, elle ne produit pas moins les mêmes impulsions et de la même manière.

La continence absolue et prolongée, lorsqu'elle n'est pas vaincue par l'émission spontanée du sperme, produit toujours une excitation cérébrale d'un caractère plus ou moins érotique. Les fatigues du corps, les soucis des affaires, les travaux intellectuels les plus sérieux et les plus entraînants, ne peuvent empêcher des images voluptueuses, des pensées génésiques de se présenter, de se reproduire à l'improviste, sous toutes les formes, malgré toutes les préoccupations qui peuvent les croiser ou les modifier.

Aussi les hommes pour lesquels cette conti-

nence est la plus méritoire, ne sont-ils pas ceux
dont les pensées sont les plus chastes, parce que
la volonté ne peut avoir aucun empire sur cette
obsession continuelle.

Une sage modération amène des images, des
idées, des désirs analogues, quoique plus calmes,
et l'excitation qui en résulte ne se borne pas à
produire plus d'entraînement vers l'autre sexe,
elle rend aussi toutes les autres affections plus
tendres, toutes les sensations plus agréables, et le
souvenir en conserve même plus de charme.

# LES
# Mystères de la Flagellation

*L'Etude la plus complète sur la Flagellation à Paris*
Par le Docteur Léonhard
Magnifiques illustrations et couverture en couleur
par Gaston Noury

On a beaucoup écrit sur la flagellation, cette passion étrange aussi ancienne, pourrait-on dire, que le genre humain. Mais le livre du docteur Léonhard que nous offrons au public sort du cadre ordinaire des ouvrages publiés sur cette question.

Les *Mystères de la Flagellation* donnent la clef de tous les *dessous* de la flagellation, dévoilent tous les secrets du Paris fouetteur et amoureux.

Le docteur Léonhard nous conduit dans les maisons de rendez-vous où se pratique la flagellation, nous apprend qu'il existe à Paris de véritables *écoles* du fouet, où des femmes expertes en la matière stylent les jeunes débutantes qui veulent devenir flagellantes ou flagellées de profession.

Le livre du docteur Léonhard abonde en documents absolument inconnus et inédits et est un trésor pour tous ceux qui s'intéressent à la flagellation, la grande maladie de notre société fatiguée et blasée.

Les *Mystères de la Flagellation*, œuvre d'un savant qui n'a pas craint de descendre dans l'enfer parisien afin d'y puiser les documents pour son étude, occuperont la première place parmi tous les livres publiés jusqu'ici sur la flagellation.

Nous recommandons cet ouvrage d'une façon toute particulière à notre clientèle.

Voici les titres des trois principales parties dont est composé ce livre unique :

*Maisons de Rendez-Vous pour les Flagellants et les Flagellés des deux Sexes.*
*Ecoles du Fouet.*
*Maisons de Correction pour Mosochistes.*
*La Flagellation Matrimoniale.*

*Prix du volume : 5 francs franco*

## XIX

### De l'hystérie causee par la continence et de sa guérison par le mariage

Une erreur assez accréditée est que l'hystérie est une affection d'un caractère essentiellement érotique et que toute femme atteinte de cette névrose est éminemment portée à l'acte sexuel. Il n'est pas vrai que, dès que les organes génitaux sont arrivés à leur développement complet, il soit nécessaire que leurs fonctions soient mises en exercice, sous peine d'hystérie. Mais il est possible que, dans quelques circonstances, les besoins génitaux, naturellement ou artificiellement excités et n'ayant pas une satisfaction suffisante, soient une cause d'excitation pénible du cerveau, de laquelle pourraient naître des dispositions à l'hystérie. Il est certain qu'une femme condamnée par les circonstances et malgré elle au célibat, regrettant le mariage et aigrie par ses regrets mêmes, a des chances de devenir hystérique,

13

mais pas plus qu'une femme mariée contre ses goûts et comparant perpétuellement l'idéal qu'elle avait rêvé au mari qu'elle subit.

Une des causes les plus fréquentes de l'hystérie se trouve le plus souvent dans l'ordre moral: les mauvais traitements, les tracasseries, les préoccupations, les soucis, les contrariétés provenant soit du ménage, soit de la famille, soit des relations illicites, les inquiétudes suscitées par les affaires, les revers de fortune.

Toute femme peut être atteinte de cette affection, sans que rien puisse le faire prévoir. Il n'y a pas de constitution spéciale aux hystériques, pas de signes extérieurs et prédominants. La maladie prend les femmes comme elle les trouve, blondes ou brunes, grosses ou maigres, fortes ou faibles, grandes ou petites, colorées ou pâles; quelques femmes hystériques ont les traits du visage délicats et l'esprit fin ; il en est d'autres dont le visage, lourd et massif, reflète la stupidité; d'autres dont les faces, décharnées et hâves, montrent bien que le type de la beauté féminine ne doit pas être considéré comme une prédisposition à l'hystérie.

Il semble donc qu'on ait confondu la nymphomanie avec l'hystérie ; or, ces deux affections, ces deux névroses, sont bien différentes l'une de l'autre ; elles ont leur caractère propre. L'érotisme, lorsqu'on le rencontre chez les hystériques, n'est qu'un épisode accessoire du délire. On voit, en effet, parfois, des jeunes filles les mieux élevées, les plus réservées avant la maladie, se prendre d'une passion passagère pour leur médecin ou leur confesseur, s'émouvoir du bruit des pas d'un homme, concevoir des idées de mariage, rêver des idées disproportionnées, mais tout cela d'ordinaire sans suite. L'idée délirante apparaît souvent subitement et disparaît de même, change de sujet et d'objet.

La nymphomanie est bien autre ; elle se traduit par un besoin impérieux, constant des rapports sexuels ; ici la fixité du délire fait un frappant contraste avec la mobilité des excitations génésiques passagères des hystériques.

Chez la femme, l'hystérisme revêt fréquemment des formes bizarres. La malade est conduite aux actes les plus étranges et les plus audacieux, aux accusations les plus odieuses, aux dénonciations les plus fausses, et quelquefois à de véritables actes de folie.

L'hystérique éprouve le besoin de se rendre intéressante et d'attirer sur elle l'attention publique ; elle ourdit volontiers des intrigues et exécute des tromperies plus ou moins adroitement calculées ; ce sont souvent les parents, les maris, qui ont à souffrir de l'étrange état mental de la malade ; le mari auquel on fait des reproches d'infidélité conjugale, imaginaire le plus souvent.

Dans l'hystérie chez les femmes adultes, on remarque surtout des dispositions à la mobilité. Le docteur Legrand du Saule en a fait le tableau suivant :

« — Passant d'un jour à l'autre, d'une heure ou d'une minute à une autre, avec une incroyable rapidité, de la joie à la tristesse, les hystériques se comportent comme des enfants que l'on fait rire aux éclats, alors qu'ils ont encore sur les joues les larmes qu'ils viennent de répandre. Tour à tour douces et emportées, bienfaisantes et cruelles, impressionnables à l'excès, rarement maîtresses de leur premier mouvement, incapables de résister à des impulsions de la nature la plus opposée, elles présentent un défaut d'équilibre entre les facultés morales supérieures, la volonté, la conscience et les facultés inférieures, l'instinct, les passions, les désirs.

« Par une étrange contradiction, leur sensibilité, exaltée au plus haut point pour les motifs les plus futiles, semble parfois cuirassée contre de véritables malheurs.

« Tous les changements d'humeur, de sensibilité, d'idées, se produisent chez les hystériques avec autant de rapidité que d'exagération. Elles ont, à certains égards, le caractère enfantin, avec des affolements de désespoir, des explosions de gaieté bruyante, des attendrissements rapides et des brusques emportements, pendant lesquels elles trépignent du pied, brisent les meubles et éprouvent l'irrésistible besoin de frapper.

« D'autres fois, l'hystérique devient plus grave ; chez elle le besoin de réclame et de tapage devient tellement impérieux qu'elle ne recule pas devant les mensonges les plus éhontés, les plus abominables calomnies. »

Autrefois on regardait la continence comme la principale cause de l'hystérie. Platon disait: « La matrice des femmes est un animal qui veut à toute force concevoir et qui entre en fureur s'il ne conçoit pas. » Cette doctrine, fausse, du reste, émanait des matrones grecques; elles avaient imaginé que les besoins génitaux, non satisfaits, conduisaient infailliblement à l'hystérie, et l'on sait que ce furent elles qui, pour parer à cette non-satisfaction, inventèrent les diverses pratiques de *confrication de la vulve.*

Ces idées furent adoptées par Hippocrate. Le Père de la médecine, imbu des idées de la philosophie platonienne, ne douta pas un instant que les fureurs de l'utérus ne fussent tout simplement de l'hystérie. Il supposa que l'utérus non satisfait et privé de son humidité se précipitait vers les organes dans le but d'y aller pomper l'humide qui lui faisait défaut et qu'il les étouffait!

Le docteur Landouzy regarde la continence comme prédisposant à l'hystérie; non seulement la continence forcée des femmes dont le sens et l'imagination auraient été excités, mais même la continence de celles qui seraient dans la plus complète ignorance des désirs et des satisfactions sexuelles.

Pinel nous dit: « L'appareil génital de la femme, comme celui de l'homme, ont des fonctions à remplir et quand la position sociale, le devoir ou les préjugés s'opposent à leur accomplissement, ces organes deviennent des foyers de réaction cérébrale qui produisent des rêvasseries, des pleurs involontaires, des émotions soudaines sans motif, de la rougeur, de la pâleur subite, symptômes fort innocents, comparés à ceux de l'hystérie déclarée, mais qui, cependant, en sont les premiers indices et qu'éprouvent plus ou moins toutes les filles, lorsqu'elles sont parvenues à leur développement naturel.

« Voici deux observations que j'ai recueillies à la Salpêtrière et qui sont bien propres à faire comprendre ce que c'est que l'hystérie et quel est son siège primitif.

« Amélie Martin, âgée de vingt-sept ans, réglée à seize ans, a continué de l'être régulièrement. Elevée avec soin, elle quitte le village pour soulager ses parents qui sont pauvres, et vient à Paris gagner sa vie. Elle entre comme femme de chambre dans une riche maison; jusqu'à vingt-six ans sa conduite est exemplaire; à cette époque, elle éprouve des accidents nerveux qu'elle ne peut définir: insomnies, contrictions à la gorge, suffocations, engourdissement général, pleurs et rires involontaires. Une domestique de la maison tombe malade. Amélie Martin est chargée de lui donner un lavement; au moment où elle donne ce lavement, elle sent en dedans d'elle, dans l'intérieur de ses parties sexuelles, un ressort qui part, dit-elle, comme un robinet, qui la brûle et l'inonde de liquide ; elle perd connaissance, reste évanouie pendant une heure et, revenue à elle, elle se sent toute changée.

« Elle consulte plusieurs médecins qui, tous, lui conseillent le mariage ; cette idée de mariage la poursuit continuellement ; enfin, poussée, dit-elle, par un mouvement qu'elle ne peut définir, elle entre un jour dans la chambre du cocher, elle sent ses yeux couverts d'un brouillard et ses jambes trembler sous elle ; elle lui dit : « Je viens me livrer à vous, il me faut un homme ! » et se jette sur son lit. Il en résulte une grossesse, mais ce qui l'étonne le plus, c'est qu'étant dans les bras de cet homme, elle n'éprouve aucun sentiment agréable. Bientôt l'idée de sa faute la trouble et la tourmente ; elle va trouver un officier de santé de la campagne qui se laisse gagner et lui procure une fausse couche à quatre mois et demi. Obligée de cacher à tout le monde sa faute et ses suites, elle fait plusieurs lieues à pied, le soir de sa fausse couche, éprouve de fortes douleurs et se soigne très mal... Un mois après, ses idées deviennent sombres ; elle va se confesser ; effrayée des remontrances du prêtre, elle s'imagine qu'elle doit mourir. A la suite d'une tentative de suicide, on la conduit à la Salpêtrière dans un état de mélancolie profonde, avec les idées les plus désespérantes. Finalement, elle se pendit à la rampe d'un escalier... »

« Ce qu'il y a de remarquable dans ce fait, ajoute Pinel, ce sont les réactions de l'appareil génital, qui, parvenu à son entier développement chez une fille sage jusqu'à vingt-six ans, devient subitement le foyer d'une perte et d'une attaque convulsive, au moment où cette fille introduit dans l'anus de sa compagne une canule de seringue, et qui, ensuite, pousse cette malheureuse fille à aller se livrer, malgré elle, malgré sa raison et des principes qui s'y opposent, à faire une faute dont les conséquences éloignées doivent être le suicide et la mort. Mais dans ce cas, c'est bien évidemment l'organe de l'appareil génital qui a été le premier foyer du mal. »

Voici la seconde observation: Il s'agit d'une femme qui, entrée à la Salpêtrière dans l'état le plus extravagant, brisant tout, criant, déchirant ses vêtements, se calme enfin après quatre jours et raconte ce qui suit: « Je suis mariée, mais mon mari est absent depuis deux ans; j'ai beaucoup de tempérament et c'est son absence qui est cause de ma maladie, car je suis plus pure que personnl; mais chez moi la nature parle et c'est elle qui est cause de tout mon mal. Je vous discela sans aucune idée sale, mais comme une vérité que je sens profondément et qui me désole. »

« Certes, dit Pinel, si jamais réaction utérine, ou du moins de tout l'appareil génital fut évi-

dente, c'est bien dans ce cas ; chez une femme réservée d'ailleurs, mais que l'orgasme et la surexcitation certaine ont jetée dans les convulsions
hystériques et même dans la fureur la plus violente. »

La vie claustrale a été unanimement regardée
comme aidant beaucoup au développement de
l'hystérie. Les ouvrages anciens sont remplis
d'histoires de maladies hystériques observées
dans les couvents et, il faut l'avouer, de nos jours,
cette maladie est toujours commune dans ces éta-
blissements, à raison non seulement de la vie oi-
sive, mais surtout de la continence qu'on y observe.

Certains auteurs prétendent que la continence
n'y est que pour une faible cause, que l'hystérie
naît surtout d'autres causes, telles que le défaut
d'exercice au grand air, la vie contemplative unie
à l'oisiveté, et enfin les austérités et la préoccupa-
tion constante des effets terribles de la justice di-
vine.

Certainement ces objections ont de la valeur,
mais il est certain que la continence se joint à
ces causes, et qu'elle est prépondérante ; la
preuve en est que chez les religieuses de Saint-
Vincent-de-Paul qui vivent plus en dehors de
leurs couvents qu'en dedans, qui font beaucoup
d'exercice, qui sont très occupées, sont rarement
en proie à l'hystérie, quoique continentes ; c'est
qu'en effet, elles n'ont point le temps de penser

à autre chose qu'à leurs services, et leur esprit est préoccupé de tout autre chose que des passions. L'hystérie est aussi fort rare chez les religieuses d'autres ordres, qui se livrent à l'enseignement ou aux soins des malades. L'hystérie ne se rencontre que dans les maisons religieuses où les femmes sont livrées à la prière, aux austérités de la vie contemplative. Chez elles, il faut attribuer la névrose, aussi bien à la continence qu'aux perturbations provoquées par la débilité occasionnée par le défaut d'exercice, l'air extérieur ou d'aliments réparateurs, ou même à l'excitation que doi tproduire sur le système nerveux la contention incessante d'un esprit toujours tendu vers un seul objet observé avec crainte.

La faiblesse générale peut aussi bien favoriser l'hystérie que la pléthose. Ce sont précisément les femmes les plus faibles, les plus anémiques qui sont le plus souvent énervées, irritables. De plus, on ne peut pas dire que la vie monastique est due au libre choix ; elle est, aujourd'hui comme autrefois, le résultat de la contrainte. Certainement on ne force pas une jeune fille à entrer dans les cloîtres, à prendre le voile, mais combien n'y rentrent que contraintes par le chagrin, un amour déçu, un coup de tête, ou parce qu'elles ont été dirigées vers ce but dès leur jeune âge par des parents bigots, ou endoctrinées par des religieuses chez qui elles ont été élevées. Presque toujours, ces pauvres filles sont déçues, elles se croient fortes dans leur résolution, elles pensent bien faire, elles sont persuadées qu'on leur a donné de bons conseils, elles n'ont vu que l'extérieur de la vie religieuse ; mais combien sont vite désabusées et s'abandonnent tristement à leur malheureux sort ! Et cependant tous les attraits de la vie libre, de la vie de famille, de la vie mondaine se présentent à leur esprit, et les longues heures de la méditation prédisposent les sens à s'éveiller.

La vie de Sainte Thérèse, racontée par elle-même, nous prouve bien que si celle-ci était convaincue de ce qu'on désigne sous le nom de *vérités religieuses,* elle n'était point parvenue à faire taire ses sens, et l'hystérie dont elle était atteinte était bien née de la continence qu'elle observait.

Sainte Thérèse avait des sentiments passionnels. Son cœur aimant alla de bonne heure vers les hommes, et elle y revenait sans cesse, lorsque ces vœux monastiques finirent par tourner son amour tendre et ardent vers Jésus, qu'elle adora et dont elle prit le nom de Thérèse de Jésus, sous prétexte qu'elle était son épouse spirituelle.

La sainte avait souvent des hallucinations, elle vit un jour Jésus sous l'aspect de « sa sainte humanité toute entière, telle qu'on l'a dépeinte après sa résurrection, dans une splendeur et une majesté incomparables. »

« Il me prenait, dit-elle, des saillies si violentes qu'il me semblait qu'on m'arrachait l'âme ; mais

ces grands transports d'amour ne sont pas de ces
mouvements de dévotion qui prennent assez souvent aux âmes pieuses ; non, le tempérament peut
se mêler à ces mouvements et il est à craindre que
les sens y aient une grande part ! »

« Quelquefois, dit-elle encore, il plut à Notre
Seigneur de me favoriser la vue d'un ange qui se
tenait près de moi, à mon côté gauche, sous forme corporelle. Il tenait à la main un large dard
qui semblait d'or et avait à la pointe un peu de
feu. Je sentais comme s'il me l'eût enfoncé dans
le cœur et qu'il m'eût percée jusqu'aux entrailles.
Il me semblait qu'en me le retirant, il me les arrachait, me laissant toute embrasée de l'amour de
Dieu. Alors la douleur que l'on ressent est si violente qu'on se laisse aller à des plaintes, et la dou-
ceur qui l'accompagne est si grande que, pour se
la procurer, il ne faut rien moins que Dieu lui-
même. Dans le temps que durait cet état, j'étais
comme hors de moi et j'aurais voulu ne rien voir,
ni parler à personne. Maintenant, aux premières
approches que je ressens, Notre Seigneur enlève
mon âme en extase et la douleur n'a plus lieu,
tout est en jouissance ! »

De même que chez Sainte Thérèse, les religieuses de Loudun étaient atteintes d'hystérie,
provoquée par la continence. Si ces femmes n'a-
vaient pas été vierges, qu'elles eussent satisfait
aux lois de la nature, elles n'auraient certainement pas subi l'excitation d'un entourage qui,

voulant à toutes les exercices, parce qu'on les croyait possédées du démon, les conduisait aux manifestations de l'hystérie.

La supérieure des Ursulines de Loudun, femme mondaine, curieuse des événements extérieurs de son couvent, jalouse des succès auprès des femmes du joli curé Grandier, si elle n'avait pas été dans la continence, n'aurait point éprouvé de surexcitations génésiques qui l'entraînaient à la névrose. Les scènes insensées qui eurent lieu dans ce monastère ont toutes le caractère de la nymphomanie doublée d'hystérie. Dans leurs délires, ces malheureuses religieuses ne voyaient qu'une chose: les plaisirs amoureux. Elles ne voyaient pas d'union avec le divin Jésus, mais bien avec le simple curé de Saint-Pierre, l'abbé Grandier.

Dans le procès fait au curé, on trouve ce passage typique rédigé sous le rapport de la supérieure:

« Ce n'était plus la personne de son confesseur debout, mais le visage et la ressemblance du curé Grandier qui, changeant de propos aussi bien que de figure, lui parle d'amourettes, la sollicite par des caresses aussi insolentes qu'impudiques et la presse de lui accorder ce qui n'était plus en sa liberté et que, par ses vœux, elle avait consacré au saint époux.

« Aussitôt elle se débat, personne ne l'assiste; elle se tourmente, rien ne la console; elle appelle, nul ne répond ; elle crie, personne ne vient à son aide ; elle sue, elle se pâme, elle invoque le saint nom de Jésus. »

Il se peut que la supérieure fit quelques efforts pour résister à ces étranges tentations du rêve, mais son imagination, toujours imprégnée de mystiques voluptés, prêtait à Grandier une bonté séraphique dont elle subissait l'irrésistible fascination.

Ce fut ainsi chaque nuit: elle voyait le beau prêtre près d'elle, elle sentait son corps, elle avait sensation de ses attouchements, et y prenait grande joie. C'est alors que, dans un transport d'affolement extrême, elle s'abandonnait avec une véritable frénésie à la fureur des sens. En ces nuits voluptueuses, la femme lascive reprenait ses droits et les instincts charnels qui sommeillaient en elle se réveillaient avec une puissance inouïe dans ce corps, mortifié jusque-là, par le silence du cloître.

Quelles délicieuess émotions, mais aussi quels réveils, quelle déception ! La supérieure maudissait alors son supérieur fictif, elle eut honte de ses faiblesses et raconta à ses compagnes ses hallucinations. Bientôt, au couvent, il ne fut plus question que de ces aventures ; la règle voulait que, pour chasser ces mauvaises pensées, on se soumît aux macérations, voire même à la flagellation. Or, ce fut précisément ces pratiques qui produisirent l'effet contraire: toutes les vierges du couvent de Loudun ne pensaient plus qu'à Grandier et les visions vinrent les tourmenter aussi à leur tour, et l'hystérie s'implanta dès lors dans tout le monastère.

Dira-t-on que la confrontation de Grandier avec les sœurs, dans une église, en présence d'un évêque, ne soit pas le fait de l'excitation génésique, poussée à ses dernières limites par la continence? Après une cérémonie religieuse, Grandier fut alors chargé d'exorciser lui-même les religieuses: on amena donc devant lui une des sœurs. Le curé avait à peine prononcé ses prières que toutes les autres jeunes sœurs se mirent à pousser des cris épouvantables. La supérieure et une autre religieuse s'élancèrent au devant de Grandier, lui reprochèrent son aveuglement. Il essaya vainement de les exorciser, elles voulurent le rouer de coups; les assistants durent s'interposer. Grandier resta impassible devant cette explosion de rage. Exaspérées, elles se livrèrent à tous les emportements, elles poussèrent des cris de fureur et de véritable rugissements; on les vit alors, demi-nues, les vêtements en lambeaux, toutes rayonnantes d'impudicité, montrant leurs seins gonflés de luxure, se complaire dans les attitudes les plus obscènes!

Le docteur Landouzy insiste sur la principale cause de l'hystérie par la continence, et il ajoute: « Mais de ce que nous avons donné la continence comme cause prédisposante de l'hystérie, sera-ce une contradiction d'avoir attribué et d'attribuer plus tard, dans certains cas, une analogue influence à l'union sexuelle, même sans aucun abus? Nullement. La contradiction serait uniquement dans l'esprit de ceux qui refuseraient d'interpréter l'action différente d'une même cause et l'action identique de causes différentes, selon les circonstances dans lesquelles elles s'exercent. Et de même que certains troubles de l'estomac sont identiquement provoqués par une alimentation insuffisante ou trop abondante, mauvaise ou trop succulente, de même les troubles identiques de l'énervation génitale peuvent dériver de l'absence, de l'abus, ou du simple exercice de la fonction sexuelle.

« Nous ne croirons donc ni imprudent, ni immoral, mais au contraire très moral et très prudent, en conseillant le mariage dans certains cas déterminés...

« Il ne peut entrer dans notre cadre, ajoute Landouzy, de discuter l'âge le plus convenable au mariage. Ces questions sont plutôt du domaine de l'hygiène générale que de notre sujet; nous dirons seulement qu'on ne saurait entraver et trop bonne heure la marche des névroses, et que, s'il peut être fait exception à cette loi générale qui fixe entre 20 et 24 ans la véritable maturité procréatrice, c'est surtout dans les cas où l'on aurait à craindre qu'une trop lente attente n'augmentât les prédispositions ou les accès, de manière à les rendre ensuite plus rebelles au traitement.

« Si nous supposons maintenant le cas où l'hystérie se manifeste chez les filles condamnées au célibat, par position, par vœu, par goût, etc., ou chez des femmes mariées auxquelles manque la satisfaction des besoins physiques ou des besoins moraux et intellectuels, évidemment la solution du problème ne saurait être la même, car un médecin, quelque convaincu qu'il soit au point de vue de la science, ne songera jamais à substituer une loi d'hygiène aux lois éternelles de la morale. »

Il conseille alors les moyens hygiéniques ; comme moyens curatifs, il place un but d'activité qui puisse absorber toutes les pensées et tous les loisirs d'une fille condamnée au célibat, ou de la femme victime d'une union mal assortie.

————)o(————

# Flagellantes et Flagellées

## LA FLAGELLATION VICE FEMININ

### Par les Docteurs JAF et SALDO

Cet ouvrage ne ressemble en rien à ce qui a été publié jusqu'ici sur la flagellation, où l'on ne trouve que des récits et des scènes plus ou moins vraisemblables, mais aucune définition, aucun exposé des lois physiologiques de cette singulière passion.

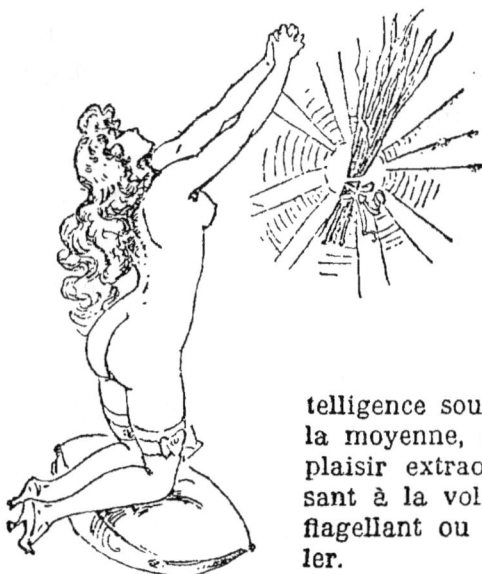

Les auteurs font ici connaître pourquoi et comment il existe un nombre aussi considérable de gens, doués d'une intelligence souvent au-dessus de la moyenne, qui éprouvent un plaisir extraordinaire, aboutissant à la volupté suprême, en flagellant ou se faisant flageller.

C'est surtout comme vice féminin que les auteurs de cet ouvrage ont étudié la flagellation active et passive chez les femmes, offrant en ce sens à l'observateur, un sujet d'étude particulièrement curieux et intéressant, qui n'a pas encore été entrepris.

Les nombreuses observations qui fourmillent dans ce curieux volume, sont d'une rigoureuse exactitude et complètement inédites, elles ont été recueillies auprès des médecins, des masseuses, des baigneuses, dans les maisons spéciales, et même auprès des professionelles, et classées méthodiquement à l'appui de ce qui est exposé dans chaque chapitre.

Cet ouvrage est illustré par Gaston Noury, de nombreuses planches hors texte tirées en couleur et d'une superbe couverture sensationnelle. — PRIX 4 fr., franco 4.50

# FORMULAIRE GÉNÉRAL

Nous donnons ici des formules de préparations antiseptiques qui peuvent être utilisées selon les indications énumérées au cours de cet ouvrage.

*Corps gras ou pommades préservatrices*

Calomel ..................... 5 grammes
Vaseline .................. 25 grammes

Cette pommade est inoffensive, elle peut être employée en onctions préalables sur le gland et le prépuce, comme aussi à l'entrée de la vulve.

Vaseline .................. 25 grammes
Salol ..................... 4 grammes
A employer comme la pommade précédente.

## Lavages. — Injections antiseptiques

Permanganate de potasse....     5 centigr.
Eau distillée..............   100 grammes

S'emploie en injections pour l'homme; c'est un excellent antiseptique et ne présentant aucun danger.

Pour lavages extérieurs, la solution de sublimé corrosif est préférable:

Sublimé corrosif...........    1 gramme
Alcool rectifié..............   50 grammes
Eau distillée..............    1 litre

### Injection vaginale antiseptique

Permanganate de potasse......   50 centigr.
Eau bouillie................   1 litre

### Injections vaginales astringentes

Tanin ...................    10 grammes
Eau distillée ou bouillie......   1 litre

Alun ...................    15 grammes
Eau bouillie..............    1 litre

*Injections antiseptiques aromatiques*

| | |
|---|---|
| Thymol sodique............ | 15 grammes |
| Eau de Cologne............ | 25 grammes |
| Eau ..................... | 1 litre |

| | |
|---|---|
| Acide phénique............ | 2 grammes |
| Teinture de Benjoin........ | 20 grammes |
| Eau ..................... | 1 litre |

Comme les éponges jouent un grand rôle dans la toilette intime, il est bon de connaître le meilleur procédé de nettoyage de ces objets relativement coûteux:

Laver l'éponge dans de l'eau contenant en solution du carbonate de soude (cristaux de soude), environ gros comme un œuf dans deux verres d'eau. Rincer soigneusement à grande eau. Ensuite tremper l'éponge dans une solution de permanganate de potasse (2 grammes de permanganate dans 2 verres d'eau environ). Il est nécessaire de malaxer quelques minutes l'éponge dans ce liquide, jusqu'à ce qu'elle prenne une teinte brune bien uniforme et soit un peu dure au toucher. Après l'avoir bien exprimée et passée à l'eau pure, on la plongera dans de l'eau contenant du bisulfate de soude en solution. En quelques instants, l'éponge redeviendra blanche et propre. On la rincera alors très soigneusement et, ainsi, pourra resservir comme neuve.

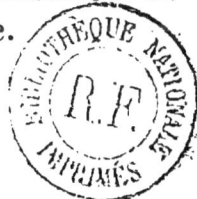

# TABLE DES MATIERES

**IV.** — Comment on attrape la Vérole. Comment on l'évite.

Les Symptômes. — Le Chancre. — La Roséole. — Les Plaques muqueuses. — Transmission de la Maladie. — Le Virus morbide. — La Porte d'entrée. — La Contagion en dehors de l'Acte sexuel. — Les Différences entre le Chancre simple et le Chancre mou. — Moyens d'investigation. — Le Pouls de la Vérole. — Le Mariage et la Vérole. — Ce qu'il faut faire avant d'entrer en Ménage. — Une sérieuse Garantie.

**V.** — La Sécurité sexuelle sociale.

Les Filles soumises ; les Filles insoumises. — Les Filles de Maison. — Pratiques de Sécurité que doit faire l'Homme. — L'Infection par les Insoumises est plus fréquente que par les Prostituées inscrites. — Tableau comparatif.

**VI.** — Considérations générales sur les Maladies vénériennes dans le Mariage.

Les Dangers de l'Infection par Conception. — Le Traitement préventif. — Sa Durée. — Les Dangers de la Blennorrhagie chronique. — Ce qu'il faut éviter. — Ce qu'il faut faire.

**VII.** — Dangers des Excès sexuels.

La Résorption spermatique. — Son Utilité. — Maladies occasionnées par les Excès sexuels. — Comment agissent les Excès voluptueux. — La Sécrétion testiculaire incessante. —

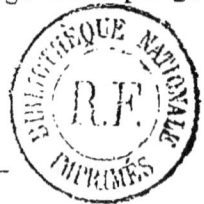

————)o(————

# Collection exclusive
# D'HYGIÈNE ET DE MÉDECINE
## Par le Docteur RIOLAN

Cette collection embrasse toutes les connaissances d'hygiène et de médecine populaire ; chaque étude, admirablement rédigée, contient tout ce qu'on doit connaître. La collection des 12 volumes forme une encyclopédie complète comprenant 1,600 pages de texte compact et clair, exempt de termes scientifiques, que tout le monde doit lire en suivant l'ordre numérique de chaque ouvrage.

*Nous recommandons à notre nombreuse clientèle cette collection unique.*

Chaque volume se vend séparément **0 fr. 40 c.** ; **0 fr. 60** franco par poste recommandé.

La collection des 12 volumes franco colis postal contre 5 francs en mandat ou bon de poste adressé à F. Pierre, éditeur, 66, boulevard Magenta, Paris.

### Nº 1. — LES ORGANES GENITAUX CHEZ LES DEUX SEXES

Anatomie descriptive. — Fonctions et Sécrétions. — Activité et Décadence génitale. — Parallèle entre les organes de l'homme et de la femme. — Vices de conformation.

### Nº 2. — LA MENSTRUATION ET LE RETOUR D'AGE

La Puberté : Symptômes. — Première Apparition des Règles. — Modifications et Dérangements. — Influence de la Grossesse. — La Menstruation et le Sens génital. — L'Age de Retour : Ses Maladies, son Hygiène. — Le Rut et les Règles comparés.

### Nº 3. — CHASTETE — VIRGINITE — CELIBAT

Signes physiques de la Virginité. — Défloration. — L'Infibulation. — La Continence et ses effets. — La Folie et le Célibat. — Le Célibat religieux. — La Pudeur chez les sauvages.

### Nº 4. — DESIR — AMOUR — ACCOUPLEMENT

L'Appétit vénérien. — Le Tempérament génital. — La Copulation. — Plaisirs amoureux comparés. — Hygiène de l'union sexuelle. — Les Sens en rapport avec les Organes génitaux. — Le Désir. — La Femme dans l'Amour.

### Nº 5. — LE MARIAGE

Influence du Mariage. — La première Approche. — Le Devoir conjugal. — Hygiène des

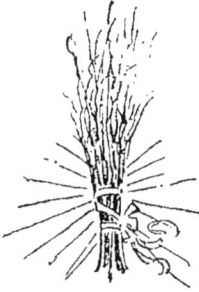

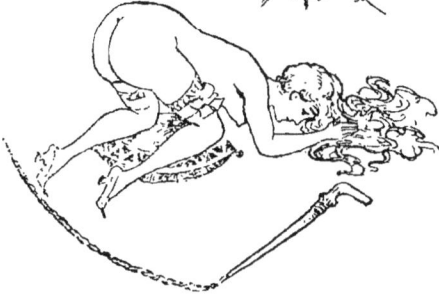

# Les Cinglades Voluptueuses

ou

## COMMENT JE DEVINS FLAGELLANT

### Confessions
### d'un Disciple du Fouet

Mémoires recueillis et inedites par CARLO ALBÉRICA

———

Un beau volume illustré de nombreuses
compositions hors texte, couverture en couleurs

——— Prix : 5 francs ———

——)o(——

### CHAPITRE PREMIER

### CHAPITRE II

# PHYSIOLOGIE SECRÈTE
## DE L'HOMME ET DE LA FEMME
### EDUCATION SEXUELLE
#### Par les Docteurs Jaf et Saldo
#### Nombreuses planches anatomiques

---

Ce livre n'est pas un ouvrage de Médecine, c'est une histoire naturelle sexuelle ; toutes les questions qui s'y rattachent y sont le sujet d'études écrites en des termes pouvant être compris de tous les lecteurs. L'auteur a eu pour but de vulgariser ces questions laissées jusqu'ici dans le domaine de la science pure. C'est donc un ouvrage d'éducation populaire.

On jugera de la valeur de cet ouvrage, à ce point de vue, en lisant la table analytique ci-dessous :

I. — *Histoire naturelle sexuelle.* — Reproduction humaine. — Le germe, l'ambryon. — Les causes de la différence des sexes, etc.

II. — *L'amour moral et physique.* — L'instinct sexuel. — Les penchants. — L'amour chez les petites filles et chez les petits garçons. — La femme dans l'amour. — Le désir sexuel, etc.

III. — *L'amour conjugal.* — Origine du mariage. — La virginité de l'épouse. — Les demi-vierges. — L'initiation. — La lune de miel. — Hygiène conjugale. — L'adultère, etc.

IV. — *L'amour pervers.* — L'inversion. — Le sensualisme.

V. — *L'amour vénal.* — Le proxénétisme. — Le concubinage.

VI. — *Les maladies de l'amour.* — Excès sexuels Impuissance. — L'anesthésie sexuelle. — La jie sexuelle.

VII. — *L'hygiène de l'amour et du mariage.* — Les dangers anticonceptionnels et les fraudes. — Les rapports sexuels.

VIII. — *Les responsabilités morales de l'amour.* — La fidélité conjugale. — Le droit à la conception. — L'adultère de l'homme et de la femme. — La recherche de la maternité. — Les tares héréditaires, etc.

*Prix : 4 francs. Franco : 4 fr. 50*

---

Imprimerie Maillet, 158, Faubourg-Saint-Martin

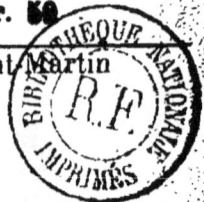

www.ingramcontent.com/pod-product-compliance
Lightning Source LLC
Chambersburg PA
CBHW070510200326
41519CB00013B/2766